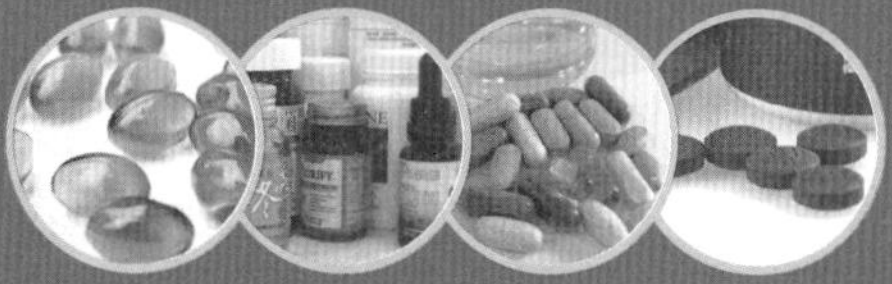

吃對保健食品！

守山醫師教你聰明吃出真健康

山◆著

目錄

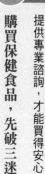

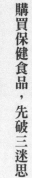

Part 2 【健康篇】國人最應補充的10大保健營養品 58

●本書隨時舉辦相關精采活動，請洽服務電話：（02）23925338 分機 16。
●新自然主義書友俱樂部徵求入會中，辦法請見本書讀者回函卡。

推薦序1

預防，是對抗疾病最好的方式

人類對於健康的追求是永無止境的，生活環境的改善以及平均壽命的增加，更讓我們注意到健康的重要性。一九八〇年代以後，我國主要死因由傳染性疾病轉變為慢性疾病，包括：惡性腫瘤、腦血管疾病、心血管疾病、高血壓、糖尿病……等等，根據許多的研究報告顯示，慢性病的形成原因主要與生活習慣、飲食內容有著密切的關連性。

事實上，從諸多的科學研究中告訴我們，千萬不要忽略了日常飲食的重要性，因為食物對於人類而言，不僅提供生命體活動時的熱量及生長發育所需的營養素，其中所含有的成分，也會影響生命體的生理機能，甚至跟疾病預防有著密切的關係。我國立法管理健康食品已經十餘年，通過的保健食品琳瑯滿目，再加上所謂的保健食品，種類及項目相當可觀。而衛生署調查也發現，國內有超過半數以上的人有食用保健食品的習慣，在健康資訊及保健食品充斥的時代中，如何找到適合自己的產品確實不易。

本書作者江守山醫師，以他多年行醫及日常生活經驗，將艱深的醫學理論以淺顯易懂的文字表達，提供讀者在選擇保健食品上的方法，也可以讓一般讀者更容易了解健康飲食的概念。

俗話說：「預防重於治療。」事實上，在慢性病時代，預防才是人類對抗疾病最成功的方式，如果不改正錯誤的飲食生活，任何疾病都無法預防或治療。就如同這本《吃對保健食品！》所提及的，食用保健食品只要正確，確實可以降低疾病的發生率，甚至能對抗疾病，其效果可能比藥物還有效。然而，保健食品市場亂象繁生、產品良莠不齊，讓消費者不僅花錢吃不出效果，嚴重時甚至還會吃出問題來。

《吃對保健食品！》從健康的重要性、營養素對於健康的影響，探討生活習慣、飲食內容，以及疾病的形成原因等方面，並比較各種保健食品之間的差異性，特別是疾病與保健食品成分之間的相關性方面，江守山醫師均有獨到的見解及精闢的剖析。讀者可以參考本書之建議，適當地選擇自己需要的保健食品，建立正確的生活、飲食、營養觀念，相信要達到健康的目的，不再遙不可及。

台北醫學大學保健營養學系教授、系主任 陳俊榮

陳俊榮

推薦序2

專業剖析，教你如何吃補不吃毒！

身為營養專業人士，當然希望能教育民眾從天然食物攝取所有均衡的營養，然而，現代人因為生活忙碌或飲食概念不夠正確，真正能做到「均衡飲食」的人少之又少！每每被問：「我是不是需要補充什麼保健食品？」我都不知要如何回答。之所以難以回答，不是不了解保健食品，而是有許多的原因讓我猶豫了，譬如：

一、每個人的身體狀況不一樣，需要的保健食品一定不一樣，因此，必須非常了解每個人的身體狀況才能推薦適合的產品！

二、我不知道詢問者目前用藥狀況為何？常常一些保健食品和其他藥品之間是有交互作用的！

三、這一點是讓我最擔心的，我深知目前保健食品的市場良莠不齊，就算我推薦了某一類的產品，但是，詢問者自行去購買時，不知是透過何種管道？不知道是向哪種廠商購買？品質優劣令我擔心！

看到江醫師的大作《吃對保健食品！》實為欣喜，這是一本對一般民眾到專業人士都極有幫助的書，從教育民眾如何自包裝標示挑選產品，到專業的研究報告分析都寫得很清楚；更難能可貴的是江醫師本身以腎臟科醫師的專業角度來透視「保健食品」，更能清楚的告訴大家，有些保健食品不能只看功效，更要看是否存有潛藏的毒性？這是一針見血的全面性剖析。

相信江醫師的《吃對保健食品！》能為讀者解開許多保健食品的迷思，並透過此書大家能更有效率的學習如何正確的補充保健食品。祝福看到本書的幸運讀者，在飲食均衡的原則下，再配合正確的保健食品，健康能更上一層樓！

台灣營養基金會執行長、台大生化科技系營養學博士 吳映蓉

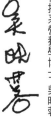

推薦序3

一本簡單易懂的營養保健指南

欣聞新自然主義出版公司又將推出江醫師的最新著作《吃對保健食品！》，還邀請我寫推薦序，實在令我感到萬分榮幸與開心！

我是國家高考的營養師，於保健食品產業的服務與推廣已有十四年的經驗，透過營養諮詢、健康衛教、保健食品的研究與開發，甚至出版健康養生書籍等等，我的使命就是以營養專業帶領病人或消費者往更健康邁進。我始終鼓勵大家多從新鮮、天然的食材來獲取身體所需的營養，但卻經常發現，光從食材補充足量的營養素，對多數人來說是困難且不易執行的，因此，適當、適量的補充保健食品，我認為有其必要。

當我搶先閱讀江醫師這本《吃對保健食品！》後，直覺心有戚戚焉！因為書中不諱言的點出許多台灣人在選購保健食品或補充營養品時的迷失。而我認為《吃對保健食品！》最用心之處，就是為讀者收集並整理出許多國內外相關資料，再以專科醫師的角度剖析與註解，還道出多數人不知的內幕消息，如果你是專業人士來閱讀這本書，我認為知識深度是足夠的；如果你是非專業人士來閱讀這本書，也是條理分明、簡單易懂。

選擇信賴的品牌或廠商、要有專業的諮詢管道與團隊、使用原料要天然且無害、配方比例要正確並足量、檢驗報告需誠實與公開、末端售價宜合情又合理、售後服務要完善及負責……等等，這些都是消費者在選購保健食品時必須注意的細節，還有最重要的一點「你到底需不需要？」因為適合別人的，不一定適合你，別道聽塗說、盲目跟從。

此外，「傾聽身體的聲音」也是必要的，要知道你所吃的保健食品是越吃越健康？還是越來越糟糕？客觀起見，請一定要養成紀錄的習慣，比如偏頭痛的次數有沒有減少、腰痠背痛的程度有沒有減輕……等等，或是到醫院、健檢中心、檢驗所等單位進行身體檢查，如測骨密、驗血糖、量血脂等等來評估是進步？還是惡化？千萬別抱持著「有吃有保佑的心態」，如果無效也就罷了，頂多只是浪費錢，但若是讓健康退步，那可就得不償失了！

台灣全民健康促進協會理事、《不生病，「食」在很簡單》暢銷書作家　陳怡靜

作者序

專為國人量身打造，讓你越補越健康

台灣人愛吃補，一年花在保健食品的錢高達九百億，足足可以蓋一．五棟的台北一〇一大樓！但是，有多少人真正買對、吃對？很多人想靠保健食品來預防疾病、減緩或改善病況，卻沒考慮到：產品來源可不可靠、成分是否真如標示、使用劑量及方法對不對、有無補充禁忌、甚至自身體質到底適不適合吃？……等等。事實上，吃保健食品最重要的撇步就是「觀念正確」，否則吃再多，不但對健康一點幫助也沒有，甚至還會有副作用，結果就是花了冤枉錢，身體還越補越大洞。

從《別讓房子謀殺你的健康》到《癌症，當然可以預防！》，再到這本《吃對保健食品！》，雖然三書的主題都不同，但其實都秉持著一個相同的初衷，那就是我想傳播可以讓人真正得到健康的知識。從每天都需要待上許久的家，吃的食物、喝的水、睡的床、呼吸的空氣，再到抗癌的祕訣，以及揭開保健食品的真正面貌，都是為了讓大家遠離疾病風險，創造真正的健康人生。

本書除了大膽揭露台灣黑心保健食品氾濫的內幕，還告訴大家正確的使用觀念。例如：「強調快速吸收的產品其實只是噱頭」、「千萬不可以剝掉膠囊再服用」、「連續服用三個月以上才有效」、「和哪些藥物會產生交互作用」、「乾燥劑、棉花團開罐後要馬上丟」……等等，並且有別於一般保健品書籍洋洋灑灑條列數十種、甚至百種營養品，卻多是資料彙整，缺乏作者權威觀點，讀者看完也不知如何判斷選擇。在這本書裡，我特別綜合了國人十大死因、國人最關心的健康議題、國人保健食品品類銷售排行榜等多項結果，精選出「國人最應補充的十大保健營養品」，並依「國人最關切的十二大健康問題」對症下補，告訴大家如何補最省錢、最有效，是一本專為台灣人量身打造，讓你越補越健康的營養保健實用手冊。

尤其我特別強調公信力及權威度，書中只推薦經權威醫學單位人體對照雙盲實驗證實有效的營養品，讀者可根據個人需求（年齡、性別、飲食及生活習慣，如電腦族、外食族、熬夜族、銀髮族），從中挑選最適合自己的來補充，讓你輕輕鬆鬆對症下補，不用再盲目摸索、讓自己成為白老鼠。當然，本書也告訴你如何從一般飲食中攝取營養素，「均衡飲食」搭配「正確補充保健品」，才能讓你健康真正一百分。

最後，我希望各位讀者都能在這本書中找到最適合自己的保健食品配方，並達到健康的目標，這是我身為醫師的專業、責任與義務。

本書作者、新光醫院腎臟科主治醫師　江守山

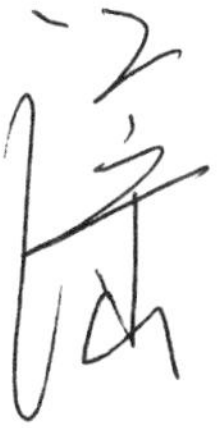

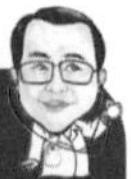

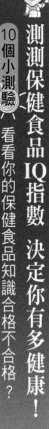

測測保健食品IQ指數 決定你有多健康！

10個小測驗 看看你的保健食品知識合格不合格？

國人一年要吃掉高達九百億的保健食品，
比蓋一棟一〇一大樓（五百八十億）還要多！
可是吃這麼多的保健食品，
卻有超過五成以上的國人不曉得如何安全選購及服用保健食品。
你呢？你知道你的保健食品IQ指數是多少嗎？

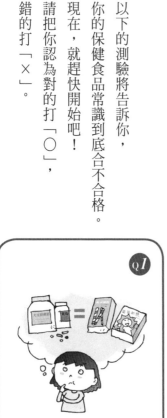

以下的測驗將告訴你，
你的保健食品常識到底合不合格。
現在，就趕快開始吧！
請把你認為對的打「〇」，
錯的打「×」。

Q1

保健食品是「食品」，但要有「衛署食字號」比較安心。……（　）

Q2

吃得越營養，癌細胞就越茁壯，所以癌症病患不可以吃保健食品。……（　）

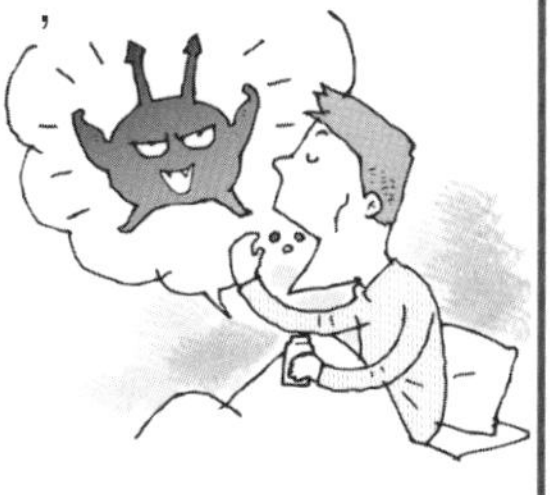

Q3

保健食品開封後，盒內乾燥劑和棉花團要立刻丟掉。……（　）

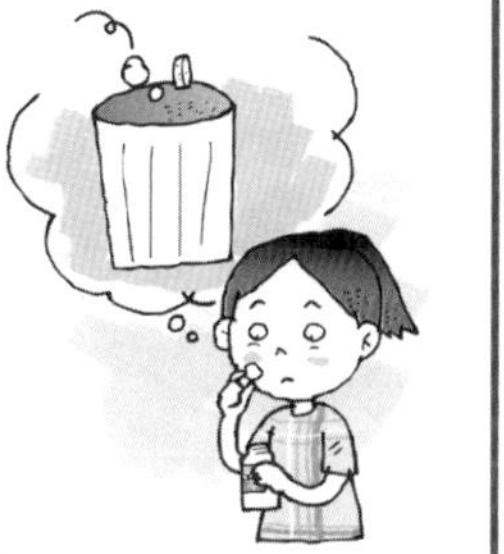

Q4

為了預防骨質疏鬆，要多喝大骨湯，並適量補充維骨力。……（　）

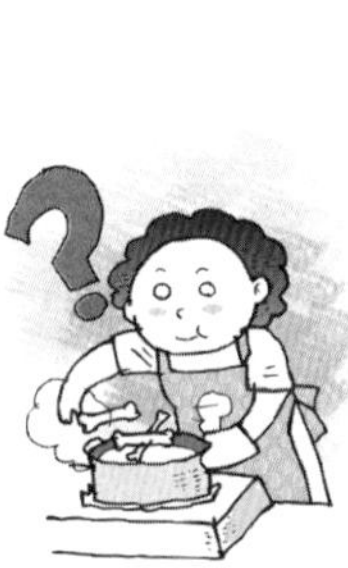

Q5

服用銀杏和Q10，可預防阿茲海默症。……（　）

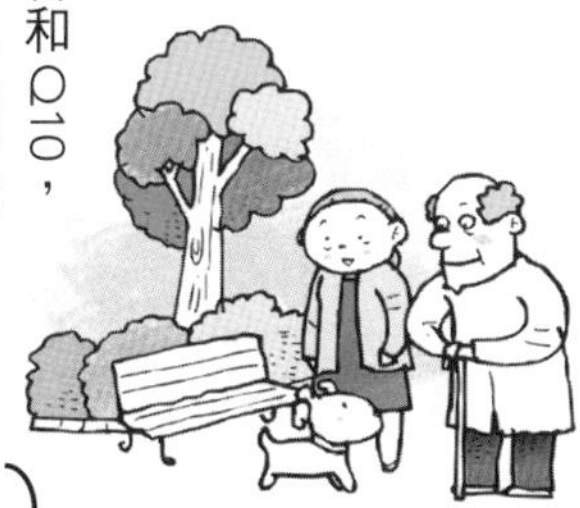

Q6

老人家要預防視力退化，應該跟兒童一樣服用魚肝油。……（　）

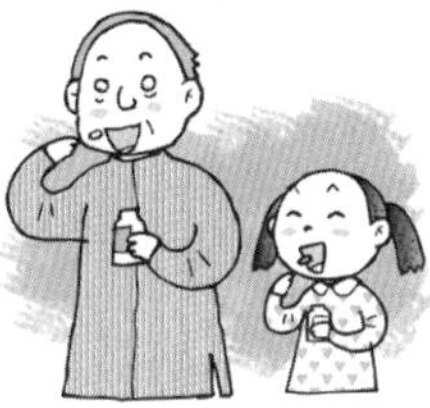

Q7

魚油也是油，所以膽固醇偏高的人不適合吃。……（　）

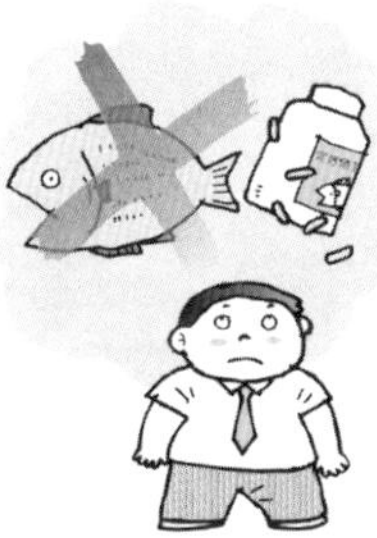

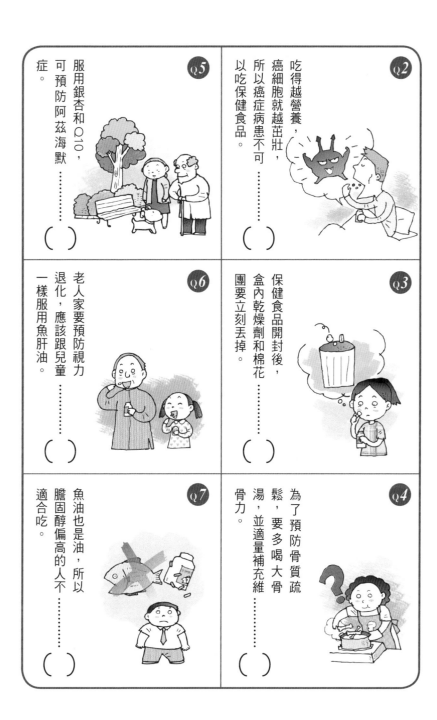

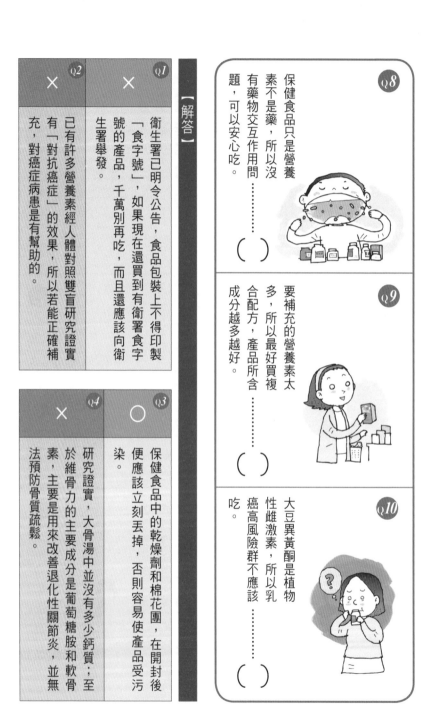

Q8 保健食品只是營養素不是藥，所以沒有藥物交互作用問題，可以安心吃。……（　）

Q9 要補充的營養素太多，所以最好買複合配方，產品所含成分越多越好。……（　）

Q10 大豆異黃酮是植物性雌激素，所以乳癌高風險群不應該吃。……（　）

【解答】

Q1	×	衛生署已明令公告，食品包裝上不得印製「食字號」，如果現在還買到有衛署食字號的產品，千萬別再吃，而且還應該向衛生署舉發。
Q2	×	已有許多營養素經人體對照雙盲研究證實有「對抗癌症」的效果，所以若能正確補充，對癌症病患是有幫助的。

Q3	○	保健食品中的乾燥劑和棉花團，在開封後便應該立刻丟掉，否則容易使產品受污染。
Q4	×	研究證實，大骨湯中並沒有多少鈣質；至於維骨力的主要成分是葡萄糖胺和軟骨素，主要是用來改善退化性關節炎，並無法預防骨質疏鬆。

Q5 ○
銀杏可活化人體腦部功能，輔酶Q10（即CoQ10）有保護神經細胞的作用，兩者皆已被證實可以預防阿茲海默症。

Q6 ×
老人常見的視力退化問題，多由黃斑部和水晶體中葉黃素不足所引起，因此應該補充葉黃素；魚肝油的主要成分為維生素A，吃多了反而會增加肝、腎額外的負擔，甚至造成中毒現象，因此即使是兒童都不應該過量吃。目前維生素A的補充主要在巴基斯坦、印度等營養極度缺乏的地方才有必要。

Q7 ×
恰好相反，魚油可以降低三酸甘油脂及超低密度血脂蛋白，能降低血脂並增加好的膽固醇（HDL），進而降低心血管疾病的發生率。

Q8 ×
保健食品雖然不是藥，但仍要小心「藥物交互作用」，例如銀杏、大蒜等補充品便不能與抗凝血劑併用，否則可能會引起凝血異常或出血等副作用。

Q9 ×
基本上除了綜合維生素具有較好的定量技術，其他產品的定量技術都還不夠；因此除了維生素類產品可以是多種成分的複合配方外，其他類則建議複合成分「不可超過三種」。

Q10 ×
恰好相反，異黃酮素是一種植物性雌激素，可減少雌激素對乳房和子宮內膜的刺激，所以對降低這兩器官的癌症效果反而特別顯著。

檢測結果：我答對（　　）題。

答對7～10題：保健食品常識尚佳，建議詳讀書中Part1。

答對4～6題：需要加強保健常識，建議詳讀書中Part1和Part2。

答對0～3題：保健常識非常不足，建議詳讀全書，再開始補充保健食品。

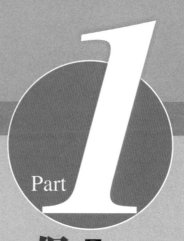

Part 1

【觀念篇】

保健食品怎麼選？怎麼買？怎麼吃？

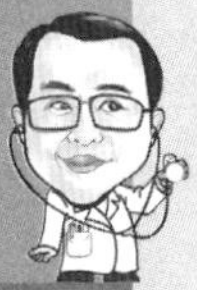

你吃過保健食品嗎？你覺得保健食品有效嗎？

其實，吃保健食品有許多重要的撇步，

如果觀念不正確，可能只是花了冤枉錢，還越補越大洞！

因此，本篇章將教你怎麼選、怎麼買、怎麼吃保健食品，

讓你成為一級棒的聰明達人！

你一定要知道 1

吃對保健食品，比吃藥更有效！

我在自序中曾說明，「買對、吃對」保健食品的話，效果可能比藥物還好。這其實不是我的誇大說法，事實上，許多醫學研究早已經證實保健食品的確比藥更有效，現在，就來看看「證據」怎麼說。

醫界觀點

保健食品確實能降低死亡率

保健食品在國外被叫做營養補充品（Dietary Supplement），是用來補充人體所缺乏的營養素；因此，依照台灣的法律它不是藥，並不能聲稱有「醫療」效果（對於這點我有不同看法，請讀者繼續看下去），更不能因為吃了保健食品，就認為自己可以有病不去治。另外，它對我們的身體有幫助，但要維持身體健康，也不是一味只吃保健食品就可以。儘管如此，我們卻不能不重視保健食品對我們人體的功效，因為已有越來越多的人體對照雙盲研究（詳見第六二頁說明）證實，透過正確且適當的營養補充，的確能有效預防疾病，甚至減緩或改善病況，其效果甚至比吃藥打針還要好。

以魚油為例，美國心臟學會十分肯定魚油對人體的效果，並建議有心臟病或三酸甘油脂過高的人，每天都應該攝取足夠的 Omega-3 脂肪酸（魚油所含的有效成分），而即使是正常、沒有心臟病的人，也應該適量攝取（見表一—一）。而美國醫學雜誌《Am J Med》從隨機對照的研究分析中也已證實，攝取適量魚油，可以降低總死亡率、心臟病死亡率，以及因心臟病引起的猝死。你知道嗎？醫學界截至目前為止，還沒有任何降低血脂的「藥物」可達到降低死亡率的效果，而魚油卻辦到了。我講的這些降血脂藥物，很多廠牌的全球銷售額超過二千三百億台

表 1-1　美國心臟學會建議，每個人都該攝取足夠的 Omega-3 脂肪酸

沒有心臟病的人	每週至少吃兩次魚，多吃油菜籽油、胡桃油、亞麻籽油、大豆油
有心臟病的人	每天吃二十碳五烯酸（EPA）加二十二碳六烯酸（DHA）至少 1 公克
三酸甘油脂過高者	每天吃魚油 2 ～ 4 公克（6 ～ 12 顆）

幣，做過的研究至少上千篇，動員實驗費用不下於三百億台幣，結果發現只能降低心臟病的發生率與心臟病死亡率，對於降低總死亡率卻沒有貢獻，可能原因是產生的副作用把有益的效果中和掉了。但是魚油卻可以降低總死亡率，這樣子還不能叫做療效嗎？事實上，魚油對人體的保健功效並非僅限於心血管疾病；再者，經研究證實有效，甚至能降低死亡率的降血脂產品，只有魚油而已。

藥食同源 飲食營養與健康息息相關

如果我們從「藥食同源」的觀念來看保健食品，其實就可以發現保健食品有益身體健康是有根據的。很多藥物本來就從食物中萃取而來，而食物也因具有藥性，所以自古才有「食補」一說；臨床上也有許多研究證實，飲食營養與健康確實有關。

根據高雄醫大流行病學葛應欽教授連續數十年的研究，高居國人死亡率之首、令人談之色變的癌症，最主要罹患因素就是飲食、吸菸、病毒感染和環境污染（包括空氣、水、農藥等），其中飲食的影響可以說是相當大（見圖一－一）。

飲食雖然是致癌因素之一，但同時我們也可以從國內外多項研究中發現，茶、魚、薑黃、蒜頭、蘿蔔以及花椰菜等十字花科蔬菜，以及含硒、鈣、維生素D、番茄紅素等食物，具有相當程度的防癌甚至抗癌效果。

換句話說，不當飲食的確是身體的健康殺手，但吃對了，特別是適當補充人體所需的營養素，則可幫助我們打好健康底子。而這種吃營養補充品的做法就是一種預防，因此我必須再次強調：「預防是人類對抗疾病最成功的方式。」施打疫苗是如此，服用保健食品也是如此。

圖 1-1　生活習慣及環境致癌因素

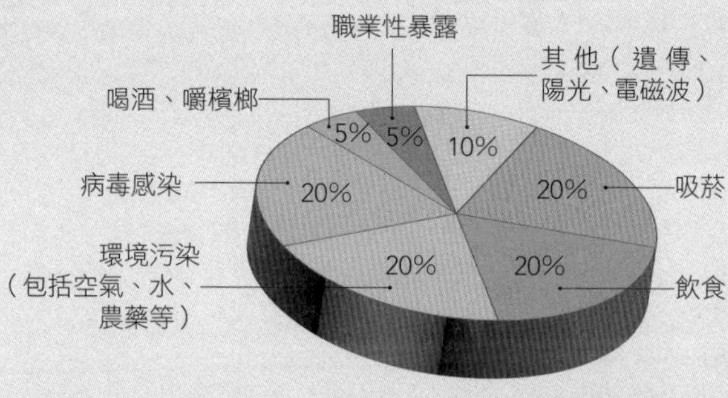

資料來源：高雄醫大流行病學葛應欽教授致癌因素研究

你一定要知道 2

黑心保健食品氾濫，小心越補越大洞

保健食品既然真有效，由市場銷售量也確實證明很多人有「認真吃」，那麼為什麼還有許多人越補越糟呢？事實上，這些問題並不是出在保健品本身，而是國內的保健食品市場出了大問題。

內幕1 髒亂住家當工廠，無法可管

這樣的場景你一定不陌生：電視新聞出現一個髒亂、破舊的屋子，屋子裡擺著一桶桶所謂的「原料」，上面有蒼蠅亂飛，陰暗處甚至有蟑螂到處爬，而即使透過電視畫面，你似乎也能想像出現場所散發的臭味……，這是一則號稱有減肥效果的酵素，因消費者吃出問題而被踢爆其生產工廠只是一般住家的新聞。在國內，類似的新聞其實不少，只是國人通常很健忘，這類新聞往往炒過一陣子就被遺忘，除非是當事人，否則多半不會放在心上。但我必須要提醒你，你正在吃的保健食品，很有可能就是從這樣的地方製作的！因為保健食品在國內被歸類為食品，其製作地點並不像藥品有比較高規格的限制，所以就像家庭醃醬菜一樣，很多人都可以自行生產製作，所以別說產品效果了，連衛生都很難有保障。

內幕2 檢驗項目少，吃補變吃毒

由於國內的保健食品市場發展的太快了，政府的制度或法律卻未能即時提出相關限制與保障，因此連帶也導致許多問題，其中一項就是「檢驗項目不足」。以銀杏為例，即使通過美國FDA檢測，也不能代表沒問題，因為FDA的檢驗項目中沒有農藥，重金屬更只需檢查鉛。但銀杏的病蟲害問題相當嚴重，農藥的檢驗是相當重要的；再舉一個更明顯的例子，在台灣暢銷多年的海狗油，曾創下一年三億台幣的銷售佳績，但近年來隨著環保團體的指正，才發現海狗油中含有多氯聯苯。

類似這樣的案例其實不勝枚舉，不論是農藥還是化學毒物，都是對人體有害的物質，一旦沒有檢驗出來，這些保健食品就成了毒藥，不但對健康沒有幫助，有時還會危害身體。由於檢驗需要費用，既然法令沒有規範，廠商自然樂得省事又省錢，而倒楣的自然就是消費者了。

內幕3 盲目引用實驗，把人變成白老鼠

國內保健食品市場還有一個亂象，那就是盲目引用細胞學實驗與動物實驗來當做人體使用的推薦。但大多數消費者並不知道，細胞學實驗與動物實驗的結果不僅效果與人體使用有很大的差距，而且也無法看出其對人體的傷害性。舉例來說，某保健產品宣稱經實驗室（細胞學）證實可殺死癌細胞株，但事實上已被分離出人體的癌細胞株，在培養皿中，只要吐口水就能被殺死，加上自來水也會死，加上廚房的白醋也會死，加上烘焙用小蘇打也會死，那可不可以說自來水、白醋、小蘇打都可以抗癌？何況體外實驗（包含細胞株、培養皿）的研究結論之所以不能用在人身上，是因為在體外某一個成分加入培養皿或試管中就能與細胞作用，但在人體，某一個成分吃下去，首先要能耐受唾液中澱粉酶的攻擊，吃下肚後又要能抗胃酸與胃蛋白酶的破壞，要能在短時間內崩解及溶解，又要能在消化道被

吸收，吸收後又要能通過肝臟首度效應的代謝，有幸進入血中再達作用器官之前，要能在血中維持穩定，不被血中抗體等等蛋白質的中和、破壞。如果作用器官是中樞神經或攝護腺的話，這個成分還要能通過特殊的血大腦及血攝護腺障壁。也就是說，體外實驗的效果有「一千」，體內實驗效果不見得會有「一」。動物學實驗也是如此，人和動物無論循環、代謝、需求都不同，無論在日常飲食或生病用藥上都有極大差異，因此對動物有效的成分，當然不一定對人體有效。

此外，更嚴重的是這類實驗並無法看出該保健食品對人體的傷害性，就像近年來賣得嚇嚇叫的牛樟芝，雖經動物實驗證實有效，且實驗中並未出現傷害性，但**身為腎臟科醫師的我要提醒大家，牛樟芝其實具有腎毒性，不能長期服用**。這些年來，也有數十家牛樟芝的廠商要找我代言，但只要我向對方提出：「等你有人體雙盲對照研究證實後再來找我」，便都自然打退堂鼓了。

內幕4 廠商避重就輕，只說效果不說毒

國內的保健食品生產廠商除了盲目引用細胞學實驗與動物實驗外，在宣傳時

也往往避重就輕。換句話說，就是廠商明知道產品中的某些成分雖然具有效果，但可能同時具有副作用或毒性，可是在宣傳商品時，卻只說對人體有效的部分，對該成分的副作用或毒性卻閉口不提。而媒體和民眾在聽到廠商的說法時，大多也都選擇相信而不去進一步探究（或者也無從探究，畢竟醫療研究是非常艱深專業的），結果就會導致身體越補越大洞。

這類越補越大洞的情形並不少見，除了剛剛提到的牛樟芝例子外，冬蟲夏草所做的營養品也是一例。事實上，台灣的土壤與氣候並無法種植真的冬蟲夏草，目前坊間所萃取的，其實是「北蟲草」的菌絲。此外，當初發現菌絲體中的有效成分，具有調節免疫系統、避免腎炎發展的功能，但其實菌絲體中卻同時有兩個成分具有腎毒性，只是這兩個成分在實驗室中已被剔除，只留下有效成分用在老鼠身上可以發揮效用。也許你會想：「我吃的產品就是已剔除毒素的有效成分。」不過，我必須告訴你，這在目前是不可能的，一是技術面，這種剔除有害成分保留有效成分的純化技術目前只限實驗室中，尚無法量產製作；二是成本面，實驗室的十隻小白鼠，一週就得吃掉十萬的蟲草原料，你認為幾千元或幾百元的產品，有可能採用真的有效的菌絲體嗎？

內幕5 假原料、毒原料氾濫，防不勝防

根據美國消費者實驗室的檢驗發現，市售大豆異黃酮產品中，十五分之一含有過量的鉛；由於美國的檢驗項目只檢查重金屬中的鉛，並沒有檢查農藥，因此我相信一旦加入農藥檢測，不合格的品項絕對會大於十五分之一！

事實上，我也曾檢驗過台灣七種大豆異黃酮原料，發現當中竟然有六種的含量在標示值的二十％以下，原以為至少還有一種可用，沒想到進一步檢查時，卻發現唯一較符合標示值的原料，竟含有二種農藥，因此可以說是全軍覆沒。除了原料之外，那些包裹營養品的膠囊，如果廠商一時不查，也是有可能出問題的。像是不久前的塑化劑風暴就是最好的例子，當時受害的保健食品品牌不計其數，連知名藥廠都受害。

內幕6 認證單位要求鬆散，連FDA也靠不住

大多數的消費者都認為，只要有認證就可以安心吃，但我得強調：「不是認

證就代表百分之百沒問題」。國內最有名的認證就是「健康食品」，但事實上這些擁有健康食品認證的產品中，經過人體對照雙盲研究證實效果的並不多，大多還是只通過細胞學實驗或動物實驗而已。至於美國食品藥品監督管理局（FDA）認證，就一定有保障了嗎？錯！不說別的，就拿這陣子鬧得沸沸揚揚的美牛事件為例，FDA正是核准於牛隻飼料中添加萊克多巴胺的單位，你真的能夠相信FDA的認證嗎？

不過話說回來，營養品的原料、生產、製作，這些都不是身為消費者的我們所能掌控的，我之所以揭發這些內幕，並非要你因噎廢食，而是希望讀者們在了解健康食品的市場內幕後，能夠打破一般的認證及動物實驗迷思，進而掌握真正的選購要訣。

【江醫師悄悄話】

全世界僅五國核准使用萊克多巴胺

全世界核准於牛隻飼料中添加萊克多巴胺的國家，包括美國、加拿大、墨西哥、印尼等四國；台灣於二〇一二年批准使用，成為國際第五個同意使用的國家。

你一定要知道 3

買對保健食品，才能守護健康

「買對」保健食品的第一步，就是選擇來源可靠的販售商，有趣的是，多數人都認為自己購買的來源是可靠的。比方說，不要在地攤或市場購買，讀者們可能都已經有共識了，但對於親朋好友推薦，或是名人現身說法、證明有效的產品，那可就不一定會提出質疑了。

購買通路琳瑯滿目，當心被騙

隨著國內保健食品市場的急速成長，保健食品的銷售通路也更加多元化，除了藥房、藥妝店外，直銷、傳銷、電視購物、電台、便利商店、超市，甚至網路都開始販賣。根據二〇一〇年行政院衛生署食品藥物管理局與國內知名健康雜誌合作進行的「聰明選購保健食品大調查」結果顯示（見圖一—二），在藥局、醫院、診所等正規醫療通路購買保健食品的人還不滿五成，且在其他選項中，竟然仍有人是在遊覽車上、活動中心、廟口、傳統市場等地方購買保健食品。

此外，這幾年電視購物頻道異軍突起，許多主持人和特別來賓常在節目中直接擺燒杯做實驗，讓消費者「親眼」看到效果，感覺既專業又有說服力。另一個近年崛起的販售通路則是網路，從品牌官

圖 1-2 國人最常在哪裡買保健食品

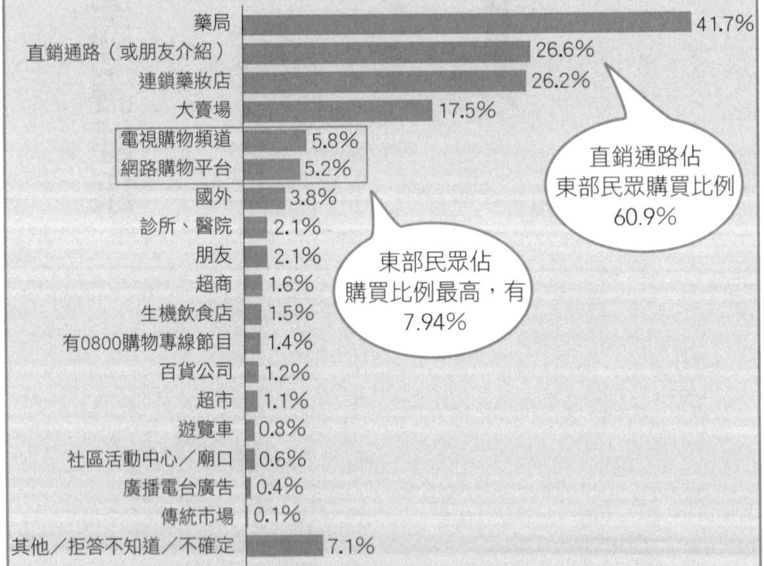

資料來源：《康健雜誌》2010 年聰明選購保健食品大調查

網、購物平台到拍賣網都有，當中還有不少是從國外代購寄回，許多台灣買不到的品牌和商品，透過這些管道通通可買，因而也相當吸引人。

提供專業諮詢，才能買得安心

儘管可購買保健食品的通路百百種，然而我必須要說，很多通路都缺乏專業人士的嚴格把關，而且就算是藥局、醫院、診所等正規醫療通路，也不一定夠專業。畢竟醫師必須分科才能專業，而藥劑師光要了解各科用藥已經相當吃力，又哪有能力深入了解琳瑯滿目的保健食品呢？想想，醫療通路都尚且如此，其他通路你又怎能相信？因此，雖然醫療通路的專業度要打點折扣，但在所有購買通路當中，醫療或專業通路還是最安全可靠，且比較能提供專業諮詢的場所。

另外，相信你一定知道，直銷、傳銷等通路都是透過人拉人的方式來推銷產品，因此下線賣越多，上線獎金也會跟著多，在幾乎可說是如洋蔥般層層剝削的情況下，產品的成本都被壓得很低，一顆保健食品的成本甚至只要幾毛錢而已。

至於電視購物上看似專業的實驗手法，我只能說，燒杯不是你的肚子，在燒杯中會出現的結果，在你的肚子裡未必有一樣的反應。還有名人代言，基本上就跟廣告沒兩樣，而且如果這位名人沒有醫療專業，你又為何要相信他呢？

至於網路、社區活動中心、遊覽車等新興促銷管道，基本上都是「虛擬」、「流動」的通路，是最容易買到「偽品」，也就是山寨版保健食品的地方，安全性如何，相信不需要我再多說了。

總之，若要安心選購保健食品，建議讀者選擇醫療通路、具規模的實體通路等，比較不可能販售離譜產品。至於傳銷、直銷、網路、社區活動中心、遊覽車等「虛擬」、「流動」的通路，別說專業了，連安全都沒保障，即使吃出問題的話，也只能自認倒楣了。

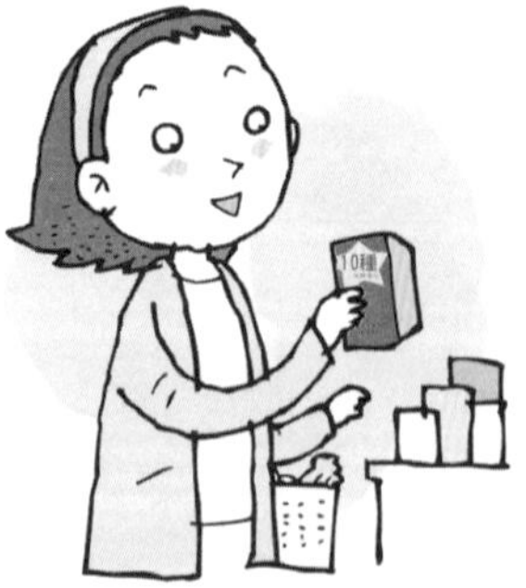

在醫療或實體通路，才能避免買到山寨版保健食品。

你一定要知道 4

購買保健食品，先破三迷思

除了慎選通路、避免選購來路不明的產品外，許多人在選購時總有先入為主的觀念，認為「藥品級」、「有認證」的產品比較好，但我必須說：「這並不是絕對的」，因此在選購前，讓我們先一起認識保健食品的藥、食品分類，以及常見認證，到底藏有什麼迷思。

迷思 1 有食品字號就有保障？

市面上的營養保健食品，可分為「藥品」和「食品」兩類，而食品類又可分為「健康食品」以及「一般食品」。通常對產品的把關會因為類別的不同而有不一樣的要求，就管理法規來看，規範嚴格程度的順序是「藥品」大於「健康食品」大於「一般食品」，所謂「藥品級」比較好的說法，指的是藥品級產品把關較嚴的關係。以下是關於藥品及食品不同的要求及規範。

藥品

◎管理法規：藥事法

產品上會標示藥品字號（如衛署藥製字第○○○○○○號），由於藥品必須由GMP藥廠製造，品管要求較嚴格，安全性與可信賴度也相對較高。

藥品查詢網頁：http://www.fda.gov.tw/licnquery/DO8180.asp

健康食品

◎管理法規：健康食品管理法

在台灣，「健康食品」是有法律依據的名詞，一個合格的「健康食品」，不論是國外進口或國內生產，從來源、製造到加工都受到衛生署的檢驗。通過健康食品認證的產品，包裝上會印上如圖一－三的健康食品標誌，同時會標示健康食品字號，如衛署健食字第A○○○○○○號、衛署健食規字第○○○○○○號。

健康食品查詢網頁：http://consumer.fda.gov.tw/Food/InfoHealthFood.aspx?nodeID=162

圖 1-3 健康食品標誌

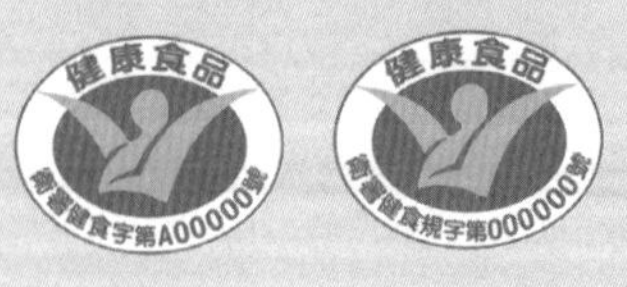

一般食品

◎管理法規：食品衛生管理法

無認證字號，也沒有嚴格的要求，因為食品上市並不需要經過國家審查或掛保證。提到這，許多人在檢查保健食品時會檢查「衛生署字號」，其實只有藥品和健康食品有字號，食品是沒有的。事實上，所謂的「衛署食字第○○○○○○號」，只是業者跟衛生署之間的往來查詢或報備公文的文號，並不代表衛生署認可合格。但許多進口產品將當初報備字號印製於包裝上，甚至，有許多不肖業者以「衛署食字號」來招搖撞騙，造成許多消費者受害。為避免「食字號」產生的誤解，現在衛生署已明令公告，食品包裝上不得印製「食字號」，所以如果你現在還買到有衛署食字號的產品，千萬別再吃，而且還應該向衛生署舉發。

雖然一般食品不像藥品和健康食品般有專屬的查詢網頁，但仍可透過營業人名稱、統一編號或營業人營業（稅籍）登記地址，於財政部查詢其營業項目是否為製藥、食品相關。

營業（稅籍）登記資料公示查詢：http://www.etax.nat.gov.tw/wSite/sp?ctNode=10818&xdUrl=/wSite/query/queryol.jsp

【江醫師悄悄話】

市面上常見的「衛署食字號」

提醒你，當你看到以下各種「衛署食字號」，就代表它是違反衛生署法規的產品，千萬不要繼續吃！

衛署食字第○○○○○○號
衛署食字第○○○○○○號許可
衛署食字第○○○○○○號審查合格
領有衛生署食字號
獲得衛生署食字號許可
通過衛生署配方審查
本產品經衛署食字第○○○○○○號配方審查認定為食品
本產品經衛署食字第○○○○○○號查驗登記認定為食品

目前國家對食品的管理原則，是從上游要求製造廠符合製造規範，及從下游檢驗食品衛生；換言之，國家並未對保健、營養補充品等產品的末端進行認證與把關，只有偶爾被衛生署抽查發現產品的成分或衛生有問題，才會被罰款或要求下架。可惜的是，這樣的觀念和認識很多國人並不知道，因此往往花了許多冤枉錢，甚至賠上身體健康。因此，我認為唯有透過正確的資訊與觀念，才能真正為自己健康把關，這也是我撰寫此書的目的之一。

迷思2 「藥品級」的產品最好？

在了解保健食品的藥、食品分類後，我要強調的是，所謂「藥品級」的產品比較好，通常是因為藥品級產品由GMP藥廠所製造，品管要求較嚴格的關係。但其實並非所有藥廠製造的產品，一定都是藥字號的藥品，很多藥廠自行生產的保健食品，也都屬於「食品」類，因此與其說是「藥品級」的產品比較好，不如說是「藥廠級」產品比較好。

當然也有人會主張，還是應該選藥品級產品，因為藥品有療效，食品則沒有療效。但我要強調，這絕對是不正確的觀念。因為「藥食同源」，很多藥物其實也都是食品，而很多食品也具有藥性，有人說：「黑貓、白貓，會抓老鼠就是好貓。」因此我認為硬要劃分藥品或食品是沒有意義的。

此外，很多國人也對「健康食品」深信不疑，覺得一旦掛上「小綠人」符號的產品絕對是功效的保證，關於這一點我也存著保留態度，因為它所採用的並非人體對照雙盲研究，所以我認為不該過度迷信它的效果。

我認為，要分辨保健食品的好壞，最重要的還是得自己多做功課，吃自己需要且真正有效的成分，並選擇經審慎評估的上游製造端，包含：公司背景、研發團隊、產品成分、生產品管等，綜合資訊後再做判斷。

迷思3 有認證的絕對沒問題？

除了「藥品級」的說法外，許多人還主張購買保健食品應該要選「有認證」的比較好，但這也沒有一定的標準。我個人認為，不僅要看有沒有認證，還得注意認證單位才行。

目前國人最熟悉的認證，除了國內的「健康食品」認證外，就是美國食品藥品監督管理局（FDA）的認證（見圖一—四）。您或許會這麼認為，美國是健康食品王國，因此通過FDA認證的產品，絕對可以放心吃吧？但我在前面也曾說過，允許牛隻在飼料中添加萊克多巴胺與施打人造荷

圖 1-4 FDA 認證標誌

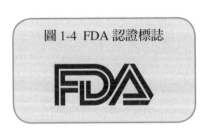

爾蒙的單位，正是FDA，因此我對FDA認證的品質是存疑的。

至於哪些認證單位值得信賴呢？我個人認為，歐盟的檢驗項目其實比較嚴謹，因此其認證也比較值得信賴。同樣以萊克多巴胺為例，歐洲食品安全局（EFSA）認為在檢驗數據中，人體實驗的樣本數太少（只有六例，且其中一人出現心悸現象，中止實驗），且沒有採取雙盲測試，加上所有數據都由負責製造萊克多巴胺的美國愛蘭可公司（Elanco）提供，缺乏可靠性，所以認為萊克多巴胺並無法確保安全無虞，因此禁用。除了「歐盟EFSA食品安全認證」（見圖一—五），另一個可參考的歐洲產品品質認證為「CE認證」，所謂的CE是法語「Conformite Europende」的簡稱，其意為「符合歐洲標準」（見圖一—六）。這兩個單位的認證，我個人認為比較可以作為國人選購保健食品時的參考。像歐盟對於保健食品中塑化劑的要求也較嚴格。可惜懂得法文或德文的人較少，會形成語言障礙，以致選購不易。

圖 1-5 歐盟 EFSA 食品安全認證標誌

圖 1-6 CE 認證標誌

你一定要知道 5

保健食品包裝標示，暗藏玄機

一般來說，產品的成分標示得越清楚，就代表廠商越負責任，資訊不完整的產品，雖然不一定就是黑心產品，但也足以顯示製造商的專業與用心不足，所以挑選保健食品，一定要仔細檢查外包裝上的標示才行。

保健食品的基本標示

選購保健食品時，請注意，一定要有下列的標示，包含：

❶品名。

❷成分。

成分標示其實大有學問，除了原料成分外，還要注意有效成分的分量。舉例來說，魚油的產品除了成分上應標示魚油含量外，還應標示DHA與EPA等有效成分的含量。

❸營養標示（熱量、蛋白質、脂肪、碳水化合物等）。

❹重量、容量或數量。

❺廠商名稱、電話號碼及地址。

如為進口商品，除輸入者應註明國內負責廠商資訊外，同時也應註明製造商名稱、電話號碼及地址。

❻有效日期、批號。

❼原產國。

❽衛署藥字號、衛署健食字號，或「食品」字樣。

圖 1-7　保健食品包裝標示範例

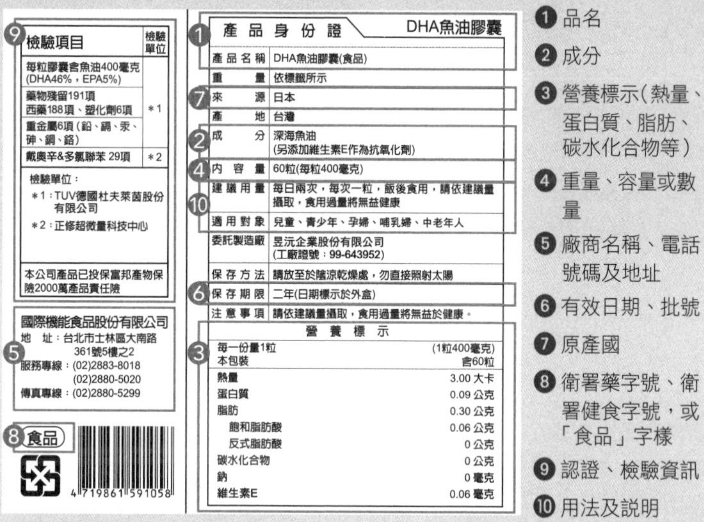

❾認證、檢驗資訊。

如健康食品認證、食品GMP認證、歐盟EFSA食品安全認證，以及通過的檢驗等，只要產品有通過認證和檢驗，廠商應該都會註明；我認為這類認證和檢驗可做為參考，並非主要的選購要點。

❿用法及說明。

你一定要知道 6

保健食品劑型劑量，大有學問

市售的保健食品，依型態通常可分為膠囊、錠狀、液狀或是粉狀產品，因此我們常會聽到廠商們宣稱「某產品液態好吸收」的說法。理論上來說，液態的產品的確吸收速度會比較快，因為所有劑型的保健食品在被吸收前，都必須先溶於胃液中，液態劑型的產品因為少了「崩解」及「溶解」的過程，當然吸收會最快，其次是粉狀的劑型，再來依次為膠囊及軟膠囊，最後才是錠狀劑型。不過我必須特別強調：「最快被吸收的產品，並不一定就表示吸收效率及人體利用率最好。」何況液狀的產品因為含有很多水分，還有使用防腐劑的疑慮（所有的水如果不充分的消毒並防腐，很難維持無菌狀態）。

強調快速吸收只是噱頭

我們要知道，保健食品的作用在於預防保健，需要長期且有恆心的服用才能真正看到效果，快速吸收的劑型並非保健食品的必要條件，相反的，有時候營養素的「慢慢釋放吸收」對身體來說才更有用。例如有些高劑量維生素B產品，如果太快被釋出，人體一時無法全部吸收利用，就會很快隨尿液排出體外，所以吃下這樣的維生素，很快的小便就會因為排出維生素B而變成黃色，也就是某種品牌汽水的顏色。因此必須採用慢速持續釋放型錠劑（Sustained release & Time release），一粒錠劑完全溶解釋出成分要長達半天甚至一天，才能讓身體有時間慢慢運用這些營養。

膠囊千萬不可去「殼」吃

此外，前陣子的塑化劑風暴，也讓很多人對膠囊殼產生疑慮，因此寧願將膠囊中的粉末倒出來和水喝，也不願意把它（膠囊殼）吞下肚；但這樣的作法其實是不對的。因為膠囊內有些成分是高濃縮或具刺激性的，而我們人體食道的保護膜並不像胃黏膜那麼強壯，一旦直接吞服，反而可能對食道黏膜太過刺激甚至造成灼傷等後遺症，因此建議服用膠囊劑型時，最好連同膠囊一起吞服比較安全。

有些業者為了強調膠囊的壞處，會透過實驗的方式，將保健食品的膠囊殼浸泡在冷開水中，告訴消費者，這些膠囊殼泡一整天的水都沒辦法溶解，所以是很可怕的東西。但這其實是一種誤導，因為人體的消化系統絕不是一杯冷開水就可以比擬的。想想，如果我們將蔬菜、水果放進水裡泡一整天，食物也不會融化不是嗎？人類的胃有胃酸，而且會蠕動，通常膠囊到了胃部，約十五分鐘後就會崩解，我們唯一該注意的是，服用保健食品時一定要喝足夠的水，以免膠囊提早軟化黏在食道上，同時大量的水可幫助膠囊被充分崩解吸收。但是，有些產品使用明膠做外殼，如魚油，所以可以刺破直接服用。

錠劑不一定要咬碎才好吸收

至於錠劑，很多人最常問的問題就是：「該不該咬碎服用？」一般錠劑外都有一層膜衣，可用來控制錠劑的溶解時間及防止胃酸的破壞。如高單位維生素類產品會做成錠劑加上膜衣，以製成長效釋放型膜衣錠；容易被胃酸破壞或傷胃的成分，可以在錠劑的外表包覆一層不溶於胃部酸性環境的膜衣，如此錠劑就算吞到胃部也不會溶解，會一直運送到腸道鹼性環境下才會崩解並釋出活性成分。換言之，一旦我們將這些特殊的錠劑膜衣咬碎或磨碎時，錠劑的特殊效果也就蕩然無存了；所以說，除非產品特別註明為「嚼錠」，一定要咬碎吞服外，一般的錠劑都是不該咬碎再吞服的。

至於營養保健品的劑量，千萬不要以為平均單價較便宜的大罐裝就比較划算，因為保健食品一旦開封，就會逐漸氧化，所以務必在「開封後六個月內吃完」，否則可能對身體有害。很多人在購買營養保健品的時候精打細算，以為越大罐越划算，其實反而因小失大。

你一定要知道 7

服用保健食品，三大原則不可破

原則1 天天定時定量才能達有效劑量

常有人說：「吃藥傷腎」，並因此認為保健食品也一樣，不宜長期吃；也有些人因為工作忙常忘了吃，因此不是每天的量減半吃，就是昨天沒吃的量今天加倍吃，雖然吃吃停停，但有吃總比沒吃好。以上這些都是國人服用營養保健品的常態，相信你應該也不陌生。但是，身為一個專業醫師，我必須告訴你，如果不能每天定時、定量並持之以恆的服用保健食品，那麼就不如不要吃。

連續服用3個月以上才有效

在談營養保健食品的療效前，我們得先來釐清保健食品與藥品的差異。藥物的主要目的是治療疾病，講究的是時效，想要「藥到病除」，就必須忍受藥物可能對人體所產生的副作用，當身體痊癒後，越早停藥越好。但保健食品不一樣，服用保健食品的主要目的是保健，效果往往需要一段時間才能呈現，因此三天打魚、五天曬網的吃法，是吃不出效果的。換句話說，營養保健食品對身體的改善是循序漸進的，身體必須在服用一段時間後，當有效成分在身體裡累積足夠的劑量時，才能達到一定的作用。因此服用保健食品千萬不能性急，只是想求速效，也不宜吃吃停停，除非是本來就不宜長期大量服用的特殊營養品（例如紫錐花只適合在感冒前服用），否則保健食品要呈現效果，就一定要定時、定量，並持續服用三個月以上才有效。

原則2 精準記錄用量，掌握自己吃了多少

坊間的營養保健食品百百種，如果你曾經買了一些，那麼請打開自己的櫃子看看，像是維生素B群、魚油、蜂膠、靈芝、鈣片……等等，這些營養品的名稱可能不同，但如果仔細列表來分析，你將會發現，這些保健食品可能有不少功能是重複的，有些甚至會和藥物抵觸，吃了不但花冤枉錢，甚至還增加身體負擔。因此我認為，除了定時、定量、持續，才能吃出效果，你還得「確實掌握自己吃了什麼」才行。

營養素列表，精確計算攝取量

如果你正在服用的保健食品只有一瓶，那麼服用的方式很單純，只要在服用前先徵詢醫師、營養師、藥師等專業人員的意見，並依照指示用量服用即可。不過，如果你正在服用的保健食品不只一瓶，雖然基本上不同種類的保健食品同時服用，對身體應該不會有危害，但還是要小心「攝取過量」問題。我的建議是，先將身邊正在服用的營養素列表、計算各成分的總攝取量後，再重新徵詢醫師、營養師、藥師等專業人員的意見。舉例來說，如果你正在服用綜合維生素和鈣片，由於綜合維生素當中也含有鈣和維生素D，因此你必須將鈣和維生素D做累計，才能避免攝取過量的風險。我的病人就曾經因為同時服用善存與挺立（來自同一家藥廠），造成銅的攝取過量與肝功能的傷害。

服用藥物者，小心藥物交互作用

如果你正在服用藥物，那麼請務必留意保健食品是否會和處方藥物產生「藥物交互作用」；有些處方用藥，像是阿斯匹靈、抗凝血劑等就不能與銀杏、大蒜等保健食品同時使用，否則可能會引起凝血異常或出血等副作用。不過藥物交互作用，並不一定會在產品標籤上標示，有的或許寫在說明書裡，但用詞往往又太過專業，一般消費者並不容易理解，因此建議最好還是詢問醫師或營養師，才能確保安全。

依標示服用，搭配均衡飲食才有效

此外，除非經專業人員的建議，否則不宜服用超過產品的建議劑量，像是每次該服用多少劑量、服用時間（三餐前或後，早上、晚上或是不限時間）等，最好都能依照產品標示說明服用，才是最安全、可靠的服用方式。再來，保健食品是為了補充平日飲食上的營養不均，但不能取代日常飲食，因此如果平日不吃蔬菜、水果，卻想靠維生素、纖維質來補充，那是絕對行不通的。建議讀者，若想維持身體的最好狀態，最好平時養成從各種食物中均衡攝取各類營養素，並戒除菸酒等不良嗜好，養成規律運動的習慣，再配合服用保健產品，才能達到最佳效果。

原則 3 要正確保存才能避免變質

我們經常會在西方電影和影集中，看到戲裡的角色從洗臉槽上的化妝鏡後取出營養保健品，並在浴室吃維生素的畫面，但千萬不要以為那是保存營養保健品的好場所喔，因為台灣的濕度高，如果保健食品放在浴室裡很容易變質的。營養保健品要怎麼保存呢？以下是三個重點叮嚀，請務必遵循。

叮嚀❶ 存放陰涼、乾燥處，避免陽光、熱源、受潮

事實上，保存營養保健品一點都不用傷腦筋，最根本的原則是：關緊瓶蓋，放在家中陰涼、乾燥處即可，並避免將保健食品放在濕氣重、溫差大，以及紫外線強大的地方，例如：廚房、窗戶邊、靠近熱源處等。此外，很多人會將保健食品放在冰箱內，但我認為除了益生菌外，其他產品都沒有這個必要。另外，當你外出旅行或是為了方便攜帶時，往往會將營養保健品分裝到攜帶盒中，建議只要準備所需的分量即可，以免產品受潮而影響品質。

叮嚀❷ 正確的保存期限，開封日起6個月

我們國人一直有節省的美德，就算過了有效期，也會覺得東西沒壞就可以繼續吃，但事實上一旦營養保健品過了有效期後，不但有效成分會降低（一般來說，

保健食品內的有效成分會隨著時間而遞減），甚至還可能出現氧化變質，吃了反而對健康造成負擔。所謂的保存期限，是指產品未開封的狀態，一旦開封，產品便會逐漸氧化，如果再加上瓶罐未封緊等人為因素，保存時間將大幅縮減。因此我認為，未開封的產品要看保存期限，但對已開封的產品來說，最好在開封日起六個月內吃完，才是最安全妥當的作法。

叮嚀❸ 乾燥劑、棉花團，開罐後馬上丟

廠商為了避免產品受潮，封裝時會在瓶內放置乾燥劑和棉花團，但這些東西最好在開罐後馬上就取出丟棄。因為一旦開封後，每次取用營養保健食品時，就會開開關關，這時吸了水氣的乾燥劑非但達不到防潮效果，還會增加產品長霉的機會；而充填在瓶中的棉花團，則會因為取出後吸附到空氣中的髒污，一旦再放回瓶內，就會造成污染物與產品接觸，反而促使營養素敗壞。同樣的，我們在取用營養保健品時，一定要保持手部的乾燥、清潔，最好先將產品倒置於瓶蓋內再取用，千萬不要用手直接伸入瓶罐中接觸產品，以減少產品受到污染。

Part 2

【健康篇】

國人最應補充的10大保健營養品

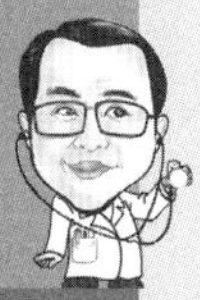

不論你是在藥妝店還是在藥局，是打開電視還是打開網路，
一定會看到各式各樣、五花八門的保健食品：
有強調迅速消除疲勞的、有針對文明病特調的，也有強調全方位都補的；
你知道哪些是身體真正需要、哪些對身體真的有用嗎？
接下來，我將針對國人的健康需求，
告訴大家什麼才是你最需要補充的十大保健營養品。

保健食品銷售排行榜只能當參考

身為醫師，當我看到有腎毒性的牛樟芝持續以高檔價格在全台賣得呱呱叫，而含有多氯聯苯的海狗油也曾創下一年三億台幣的銷售佳績時，我知道我有義務跳出來告訴大家：「別再亂吃保健食品了，要吃，也得先想清楚、弄明白再吃。」為了找出國人最應補充的營養保健品，我綜合了國人十大死因、國人最關心的健康議題（見圖二—一）、國人保健食品品類銷售排行榜等多項研究結果，終於歸納出「國人最應補充的十大保健營養品」。表二—一就是我整理的台灣與美國的保健食品消費排行榜，有趣的是，我國的銷售排行榜與美國竟有七成是相同的，由此可見，癌症、心血管疾病、老化保養、骨骼和關節健康，都是現代人最關心（或者說是最困擾）的健康議題。

在開始介紹前，我必須先和各位讀者說明，所謂的「國人最應補充的十大保健營養品」是我考量國人最常見的健康問題後，所挑選出的十種經人體對照雙盲研究證實有效的營養補充品，不代表你十種都要吃，須根據個人需求再從中挑選最適合自己的來補充即可。以我自己為例，由於我是老年黃斑部退化家族遺傳疾

圖 2-1 國人最關心的健康議題

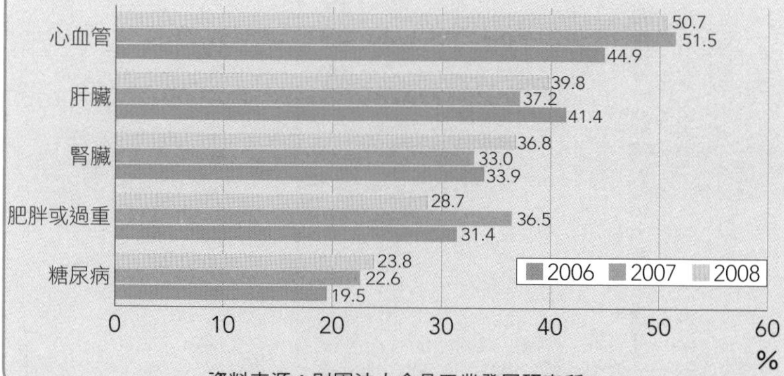

資料來源：財團法人食品工業發展研究所

表 2-1 台灣與美國的 10 大保健食品消費排行榜

美國	台灣
❶ 魚油／不飽和脂肪酸	❶ 膠原蛋白、玻尿酸、各類維生素群
❷ 身體綜合平衡營養品	❷ 乳酸菌、腸道益菌品
❸ 輔酶 Q10	❸ 雞精、靈芝、蜆精
❹ 益生菌	❹ 輔酶 Q10、大豆異黃酮
❺ 維生素 C	❺ 葡萄糖胺、鯊魚軟骨素、鈣類
❻ 維生素 D	❻ 酵素類產品
❼ 抗氧化類	❼ 茶多元酚、兒茶素
❽ 保護關節類	❽ 磨菇、紅麴、菇類
❾ 睡眠、情緒調節類	❾ 魚油、蝦紅素
❿ 排毒清潔類	❿ 藻類、牛樟芝、五籽類

說明：台灣排行榜 ❶ 中的各類維生素群，等同於美國排行榜的 ❷ 身體綜合平衡營養品、❺ 維生素 C、❻ 維生素 D；台灣排行榜 ❺ 葡萄糖胺、鯊魚軟骨素、鈣類，等同美國排行榜的 ❽ 保護關節類。

病的高風險群，加上從小有骨骼問題，因此吃的項目要比一般人多，但一天也只需要吃五種，分別是綜合維生素、魚油、葉黃素、鈣加維生素D，以及葡萄糖胺加軟骨素即可。

接下來，我將分別介紹這十大保健營養品的適用族群、功效及服用原則，希望可以成為各位在選購保健食品時的最佳參考寶典。

【江醫師悄悄話】

什麼是人體對照雙盲研究？

為了提供讀者真正有效的營養素，我尋找了大量的資料，並從中篩選出經過許多人體對照雙盲研究證實有效的成分。所謂的人體對照雙盲研究，就是集人體實驗、對照實驗和雙盲實驗三種不同形式的實驗為一體的研究方式，這方式可以剔除最多影響研究的因素，因此獲得的結果也最為中肯、準確。

◎組織實驗、動物實驗，無法證實「有效」

您可能不知道，坊間有許多食品常提到「經實驗證明具有○○○的效果」，當中所謂的實驗並不一定是人體實驗，而可能是動物實驗或組織（體外、實驗室、細胞）

實驗，但是這類實驗並不能證明「人吃了會有效」，因為無論藥物還是食物，人體攝取後皆需經過胃酸消化、吸收，再經過肝臟代謝後才開始生效，而組織（體外、實驗室、細胞）實驗卻無從得知消化、吸收及肝臟代謝或血中其他物質的影響。以癌症為例，組織（體外、實驗室、細胞）實驗中的癌細胞株，用唾液就可以殺死，但想要消滅人體中的癌細胞株卻不容易，其原因便在於「人體」；動物實驗也是如此，即使是和人類最接近的猩猩、人猿，都和人類有極大的消化吸收及代謝差異，更何況是一般以老鼠進行動物實驗呢？所以人體對照雙盲研究，可以說是醫學研究裡最具有證據力的研究，也是現代醫學的基石。

◎安慰劑效應，人會想像出他認為應該出現的結果

然而光是人體實驗並不夠，因為實驗者和受試者的心理因素都會影響實驗結果，舉例來說，在實證醫學領域裡的使用者證言，其實並不足以採信。休士頓火箭隊的隊醫布魯斯，曾將隊上罹患關節炎的患者分為兩組，在患者不知情的情況下，一組五人接受大家認為有效的手術（這項手術在美國平均每年有四十萬例），一組五人做假手術（只是在關節表面做切入、縫合），手術後追蹤二年，結果接受假手術的五人中，有四人覺得手術非常有效，並且願意推薦其他罹患了關節炎的朋友來進行該手術；後來類似的研究人數拓展到一百八十人，做假手術的人竟一樣有八成覺得手術有效。

這樣的例子在台灣也有，屏東曾有位以卓越的手術技術聞名全國的腦科名醫，吸引不少需要進行腦部手術的人寧可轉診，也要等候請其執刀。後來他也是被離職護士揭發進行只是打開頭蓋骨，卻不做任何治療的假手術，這就是為什麼使用者證言不足以採信，因為「人會想像出他認為應該出現的效果」，也就是所謂的「安慰劑效應」；研究發現，服用安慰劑，有三十至五十％會出現有效反應。此外，由受試者影響結果的因素，還有「迎合效應」，因為人有不喜歡讓人失望的心理，所以若受試者知道吃的是實驗藥物，可能會傾向做出有效的陳述，尤其是醫師在病患心目中的權威，更容易使得受試者會下意識的迎合醫師期望。

另外則是「實驗效應」，受試者在實驗過程中，可能會比較注意健康，從而不知不覺改變自己的飲食、運動等生活習慣，進而使健康狀況獲得改善，但卻也因此被誤認為是治療的效果。

◎羅森塔爾效應影響實驗結果

另外，實驗者的心理影響也不小。哈佛大學心理學教授羅森塔爾便曾經做過一個有名的實驗，他把一群小老鼠隨機分成兩組，A組告知A實驗員，其老鼠是經篩選的高智商老鼠，B組則交給B實驗員，並告知為普通老鼠；兩組在分別經過訓練後進行測試，結果顯示A組老鼠的成績明顯比B組更好，這就是有名的「羅森塔爾效應」：實驗者偏見，會影響受試者的表現。

事實上，探討實驗者偏見影響的研究並不少，費斯汀格在一九五七年的《認知失調論》一書中提出，當實驗者知道實驗分組，會使實驗者將使用實驗藥物那組解讀為有效，以避免認知失調，因為認知失調會引起心理上的壓力及痛苦。

◎人體對照雙盲研究是現代實證醫學的基石

除了受試者和實驗者的心理因素影響，有些疾病的病程本身就會自然緩解，加上實驗誤差，例如收案條件、無療效的個案相對常退出實驗等，都會使結果傾向呈現「有效」，也因此光是人體實驗還不夠，還必須有與實驗條件一模一樣的，但服用的是安慰劑，好與真正實驗錠劑或劑量者做為比對的「對照組」，並採取「實驗的對象」及「進行研究的人員」兩者皆不知道哪些屬於對照組，哪些屬於實驗組，以避免實驗對象或進行研究的人員因主觀（自我意識）而影響實驗結果的「雙盲實驗」。

換句話說，人體對照雙盲研究可以說是「現代實證醫學的基石」，這就是我在蒐集本書研究資料時的最大原則，因為身為醫師，唯有經過人體雙盲對照實驗證實的產品，才能證明對人體真正有幫助。

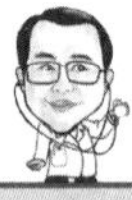

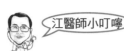

江醫師小叮嚀

一定要有人體對照雙盲研究才能確定效果

閱讀本書時，你會發現我列舉許多「人體對照雙盲研究」，這是因為我認為，坊間許多類似書籍在列舉保健食品功效時，標準都不夠嚴謹，很多都只通過細胞實驗和動物實驗而已，這樣的研究結果實在值得大大懷疑。因此撰寫本書時，我所提出的每個營養保健品成分皆務求有一定程度的人體對照雙盲研究佐證，這是我身為醫師在專業上的堅持。不過，為了方便您閱讀，我盡量將它集中在每一篇的【醫學實證】中，如果你有足夠的時間閱讀時，可以慢慢看，但如果時間不夠，也可以先跳過，直接依個人需求及營養保健品的功效，閱讀【服用建議】，掌握服用方法及劑量即可。

對象　男女老少／外食族／高壓族

功效　保持活力與朝氣／預防心血管疾病及慢性病

國人最應補充的10大保健營養品

No 1 最全效——綜合維生素（Multi Vitamin）

基礎觀念　為什麼要補充「綜合維生素」？

提到國人最應補充的十大保健營養品，我心目中排名第一的就是「綜合維生素」。相信很多人一看到這，心中難免會想：「綜合維生素？好普通啊！」的確，大多數的人對「綜合維生素」都不陌生，但往往也因為常見，而忽略了它的重要性。

大家都知道想要維持人體健康，五大營養素缺一不可，這五大營養素分別是醣類、蛋白質、脂肪、維生素和礦物質。其中的維生素和礦物質，雖然不像醣類、蛋白質和脂肪，能提供人體所需的能量，但卻是營養素在轉換代謝過程中不可或缺的啟動元素，一旦人體缺乏或不平衡，就會造成營養素不能被人體利用，導致許多疾病的產生。

營養素失衡，疾病就找上門

我們都說現代人有很多文明病，而這些文明病的起因好像都是「營養過剩」。但就我的臨床觀察來看，其實沒這麼單純。事實上，我認為與其說現代人的文明病是營養過剩，倒不如說是營養不均、熱量過剩。因為營養不均的關係，所以人體在生理活動時所需的水溶性維生素經常性不足，而造成肝腎過度負擔的蛋白質又過多，這些過多的蛋白質會消耗人體更多的維生素B群並降低鈣質的吸收率，因而導致現代常見的「現代式營養不良」。這種營養不良的現代人看似「健壯」，但動不動就哈欠連連，經常處於精神疲累、體力不佳的狀況，而且免疫力差，不是容易過敏就是經常感冒，甚至罹患各式各樣的慢性病。

因此我認為，國人最需要的十大營養保健品中，最最必要、且男女老少都該補充的，就是「綜合維生素」，因為它能補充人體必需的維生素與礦物質，為身體健康打下良好基礎。

醫學實證 綜合維生素的保健功效

補充綜合維生素可平衡現代人因飲食不均所引發的營養素失衡症，不僅能使現代人更容易消除疲勞，同時還能增強免疫力，以及預防癌症及心血管、骨質疏鬆等多種慢性疾病，具有多重保健功效。

功效 預防心血管、癌症等多種慢性病

我說綜合維生素能「奠定健康基礎」，這句話聽起來似乎有些不著邊際，不過綜合維生素的保健功效，已經由許多的人體對照雙盲研究所證實。

二〇〇三年《美國內科醫學會期刊》報導了哈佛大學醫學院學者的研究，證實服用維生素有助於預防心血管、直腸癌、膀胱癌、乳癌、骨質疏鬆症等多種慢性病；哈佛醫學院教授在審閱了三十六年來（一九六六年至二〇〇二年）的英文醫學文獻後，肯定葉酸、維生素B_6、B_{12}和維生素D有助減低心血管疾病、癌症和骨質疏鬆症的發生率，因此建議成人每天都該吃一顆綜合維生素；二〇〇九年在《癌症期刊》，更明確指出補充綜合維生素，的確可以降低癌症的發生率。

因此，千萬不要以為綜合維生素只是普通的營養補充品，對現代人來說，可以說是「健康大補丸」呢！

選購綜合維生素，參考專業評鑑才可靠

正因為綜合維生素的功效已被醫學界證實，市面上對於綜合維生素的需求量相當大，因此願意投入相關研究的單位也最多，是目前唯一超過三種成分，但卻能保持品質的營養補充品；值得注意的是，一顆綜合維生素所含的營養素可以達到數十種，但當中的成分比例卻不易定量。

如果保健品超過三個主成分，廠商幾乎不會去確認主成分含量，因為確認主成分含量需要大筆經費，如果像市售的保健品同時加入二十幾種成分，單就定量這些成分就需要一百萬以上的經費。可是不去做定量分析，其含量就可能天差地遠，我檢查過台灣四個來自不同國家的硒原料，結果有三種完全不含任何硒，美國有廠商曾經製造出一批保健品，硒的含量為標示值的二百倍，造成上千個人中毒住院。所以成分定量雖然非常基礎，但是絕大多數廠商沒做，尤其成分一旦超

過三項，因為檢驗成本的關係，幾乎不可能去做成分定量。因此，要維持好品質並不容易，市場上的產品也出現良莠不齊的現象，建議大家選購時，不妨參考下列兩個單位所提出的資訊：

ConsumerLab.com

ConsumerLab.com 是營養補充品的監督網站，檢驗項目包含標示含量不符、藥丸溶解度不佳、是否遭重金屬污染等訊息，值得作為消費者購買時的參考。最近的查驗就發現高達三十%美國市售綜合維生素不合格，原因包含鉛過量（他們只驗鉛）、不能在胃中溶解、含量不足或過高等等。

《營養品評鑑指南》Comparative Guide to Nutritional Supplements

營養研究公司 NutriSearch 會定期對市面上數千個營養補充品品牌進行比較分析，每一次的研究結果都會正式出版，公布在《營養品評鑑指南》中。由於研究極具說服力，因此十年來，沒有任何一家被評判低分的公司對該結果提出異議，更不用說訴諸法律行動控告其有損商譽了。

表 2-2 5 星級成人綜合維生素

品牌	產品	評比星級
Douglas Laboratories	Daily care essentials longevity support pack	★★★★★
True star Health	True Basics plus for men True Basics plus for women	★★★★★
USANA	CA HealthPak 100 US Healthpak 100	★★★★★

資料來源：《營養品評鑑指南》第四版
（Comparative guide to nutritional supplements 4th edition）。

表 2-3 5 星級兒童綜合維生素

品牌	產品	分數
Douglas Laboratories	Vita-Big-Kids	81
USANA	Usanimals	77

資料來源：《兒童營養評鑑指南》第二版
（Comparative guide to children's nutritionals 2nd edition）。
說明：表格中二者產品的得分相當於 5 星級。

表 2-4 台灣有銷售的成人綜合維生素

品牌	產品	評比星級
善存（Centrum）	Protegra	½
健安喜（GNC）	Chewable solotron	½
	Multi Ultra Mega Gold	★★½
賀寶芙（Herbalife）	Shapeworks golden 7	★
	Shapeworks multivitamin complex formula 2	★
安麗（Amway, Quixtar）	Nutrilite 紐崔萊	½

資料來源：《營養品評鑑指南》第四版
（Comparative guide to nutritional supplements 4th edition）。

表 2-5　台灣有銷售的兒童綜合維生素

品牌	產品	分數
善存（Centrum）	Junior complete	18
健安喜（GNC）	Kids	27
賀寶芙（Herbalife）	Kids	30
安麗（Amway, Quixtar）	Nutrilite 紐崔萊	46

資料來源：《兒童營養評鑑指南》第二版（Comparative guide to children's nutritionals 2nd edition）。
說明：評鑑品項共 160 項，滿分為 100 分，此評鑑最低分為 15 分。

《營養品評鑑指南》自一九九九年第一版推出以來，目前已有五版，前三版以分數方式評分，滿分為一百分，第四版起改用星級評分，自零．五星級起跳，最高為五星級；為了方便讀者尋找優良的「綜合維生素」，我特地從該指南中節錄出曾獲取五星評鑑以及台灣地區入選的成人與兒童綜合維生素（見表二—二至表二—五）提供讀者參考。

服用建議　綜合維生素怎麼吃？

相信一定有人會這麼想，想獲取維生素與礦物質何必補充綜合維生素呢？多吃蔬果不是也可以嗎？理論上雖然行得通，但實際上卻有實行的困難。一九九七年巴西歐提斯（Basiotis）及二〇〇二年穆尼奧斯的研究報告便雙雙指出，只有十%成人和二%

表 2-6 綜合維生素各營養素建議每日容許量
——水溶性維生素 Water Soluble Vitamins

	營養素 / 單位 / 年齡	維生素 C	葉酸	維生素 B_3	維生素 B_2	維生素 B_1	維生素 B_6	維生素 B_{12}
		毫克	微克	毫克	毫克	毫克	毫克	微克
兒童	4～6	45	200	12	1.1	0.9	0.9	1.5
	7～14	45	300	16	1.2	1.2	1.2	2.0
男性	15～18	60	400	20	1.8	1.5	2.0	3.0
	19～24	60	400	20	1.8	1.5	2.0	3.0
	25～50	60	400	18	1.6	1.4	2.0	3.0
	51+	60	400	16	1.5	1.2	2.0	3.0
女性	15～18	60	400	15	1.3	1.1	1.5	3.0
	19～24	60	400	15	1.3	1.1	1.6	3.0
	25～50	60	400	15	1.3	1.1	1.6	3.0
	51+	460	400	13	1.2	1.0	1.6	3.0

孩童能從飲食中攝取足夠的維生素，由此可見補充綜合維生素的必要性。

在服用綜合維生素時，我必須提醒大家，由於男女老少各族群每日所需的維生素與礦物質含量都不一樣，因此**不宜全家都吃同一瓶綜合維生素，應依年齡、性別選擇不同的配方**，例如對於行經期女性很重要的鐵質，對於成年男性有毒性，容易造成心血管疾病，如果夫妻兩人吃同一種綜合維生素，不是傷到先生就是太太鐵質不夠引起貧血。再舉一例，成年男性每次射精都會損失鋅零．六三毫克，而女性因為沒有精液，需求相對較少，所以給成年男性吃的維生素含鋅量需比給女性的高。並在服用前詳閱說明、了解各營養素的含量，確實依建議劑量服用。

還有，如果你每天「不只」補充綜合維生素，還搭配其他的營養品服用的話，那更要特別小心，務必檢查每天吃的營養補充品中各營養素的劑量（見表二—六至表二—八），最好拿一張紙（或本子）記錄並計算每天吃的營養補充品劑量，才不

表 2-7　綜合維生素各營養素建議每日容許量
　　　——脂溶性維生素 Fat Soluble Vitamins

	營養素／單位／年齡	維生素 A	維生素 D	維生素 E	維生素 K
		微克 RE	微克	毫克 α-TE	微克
兒童	4～6	500	5	7	20
	7～14	500	5	7	30
男性	15～18	1,000	5	10	65
	19～24	1,000	5	10	70
	25～50	1,000	5	10	80
	51+	1,000	10	10	80
女性	15～18	800	5	8	55
	19～24	800	5	8	60
	25～50	800	5	8	65
	51+	800	10	8	65

說明：α-TE 即 α- 生育醇當量；RE 即視網醇當量

表 2-8　綜合維生素各營養素建議每日容許量——礦物質 Minerals

	營養素／單位／年齡	鈣	磷	碘	鐵	鎂	鋅	硒
		毫克	毫克	微克	毫克	毫克	毫克	微克
兒童	4～6	800	500	90	10	130	10	20
	7～14	800	800	110	10	250	10	30
男性	15～18	1200	1200	140	12	380	15	50
	19～24	1000	800	140	10	350	15	70
	25～50	1000	800	140	10	350	15	70
	51+	1200	800	140	10	350	15	70
女性	15～18	1200	1200	140	18	315	12	50
	19～24	1000	800	140	18	310	12	55
	25～50	1000	800	140	18	320	12	55
	51+	1200	800	140	10	320	12	55

至於超量攝取。

畢竟綜合維生素含有維生素與礦物質，其中維生素又可分為脂溶性維生素及水溶性維生素（見表二—九），如果是水溶性維生素超量，那還沒關係，因為大多數水溶性維生素會隨著尿液排出體外，但如果是脂溶性維生素則會累積在體內，例如過量維生素A會導致視覺模糊、頭痛、嘔吐等症狀，同時也會增加罹患肝、骨、中樞神經系統疾病的危險。

另外在建議劑量上，常見有RDA（建議每日容許量）、AI（適量攝取）、UL（容許上限）和DV（每日量），標準不同，建議劑量也不一樣；其中，UL和DV的建議劑量通常比較高，AI則較缺少證據，因此建議以RDA為主要考量標準。同時也要提醒大家，維生素是平常就要補充的營養素，不能等缺乏了才吃，尤其是工作壓力大，長期外食營養不均衡的人，更應養成補充綜合維生素的習慣。

表 2-9 人體所需的維生素

分類	水溶性維生素	脂溶性維生素
差異性	水溶性維生素是溶解在食物中非脂肪的部分，能溶於水且會隨水分排出體外的維生素，即使過量攝取，也不會囤積在體內	脂溶性維生素可以在身體皮下組織的脂肪層和肝臟中儲存一段時間，且不溶於水只溶於有機溶劑，可隨脂肪為人體吸收在體內蓄積，且排泄率不高
項目	維生素 B_1 （又稱硫胺素、抗神經炎維生素 Thiamine） 維生素 B_2（又稱核黃素 Riboflavin） 維生素 B_3（又稱菸鹼酸 Niacin） 維生素 B_5（又稱泛酸 Pantothenic Acid） 維生素 B_6（又稱比哆醇 Pyridoxine） 維生素 B_{12}（又稱氰鈷胺 Cobalamine） 維生素 C （又稱抗壞血酸鈉 Ascorbic Acid） 維生素 M（又稱葉酸 Folic Acid） 維生素 H（又稱生物素 Biotin）	維生素 A （又稱視網醇 Retinol、 胡蘿蔔素 β-carotene） 維生素 D （又稱鈣化醇 Calciferol） 維生素 E （又稱生育醇 α-Tocopherol） 維生素 K （又稱氰化甲萘錕 Menadione）

醫界通用的建議劑量類型

RDA：建議每日容許量
AI：適量攝取（如 RDA，但較缺少證據）
UL：容許上限
DV：每日量（1968 年 FDA 建立，常遠高於 RDA 及 UL，屬於較舊的標準）

怎麼吃最健康

一般飲食攝取	均衡飲食
保健食品補充	依年齡、性別不同而調整配方，各含量建議每日容許量請參考表 2-6、表 2-7
最佳攝取時間	飯後攝取 建議早上服用，避免失眠

補充禁忌 & 注意事項

保存溫度不可超過四十°C，並且避免光照，否則會造成葉酸衰減。

倘若同時正在服用處方藥，建議請教醫生，在醫師指示下服用。

選擇長效釋放配方(durulesr)：

由於水溶性維生素會在數小時內排出體外，所以選擇綜合維生素時最好選擇長效釋放配方（包裝或說明有註明「長效」），使水溶性維生素在人體內隨著時間緩慢釋放，以增加作用時間，讓營養素獲得有效利用。

國人最應補充的10大保健營養品

No 2 全方位——魚油（Fish Oil）

對象　男女老少

功效　降低血脂肪、降低心血管疾病的發生率、控制血壓／預防智力衰退（如老人失智症）／抗癌／預防糖尿病／協助治療各種腎臟病／減緩視力退化／預防骨質疏鬆／預防或改善關節炎／預防憂鬱／延緩聽力衰退／降低過敏反應（如咳嗽、打噴嚏及蕁麻疹、皮膚紅腫）／減輕免疫系統疾病（如紅斑性狼瘡）的症狀／減緩經痛／增加精子活力／改善、減緩過動症問題

基礎觀念　為什麼要補充「魚油」？

提到魚油，不管你有沒有吃過，相信你一定都聽過，它可以說是近十年來最火紅的營養品了，而且在我心目中，它也是排名第二重要的營養補充品，我認為，不論男女老幼都該補充。

含豐富EPA與DHA，幫助身體製造理想細胞膜

在說明為何魚油是我心中排名第二重要的營養補充品前，大家必須先對魚油有基本認識。所謂「魚油」，就是指魚類身上的油脂。一般動物性油脂都是由飽和脂肪酸構成，比較安定，但膽固醇含量高，容易堆積在人類血管中，進而影響身體健康。而魚油的主要成分是含有二十碳五烯酸（EPA）和二十二碳六烯酸（DHA）的多元不飽和脂肪酸（Poly Unsaturated Fatty Acids, PUFA），這是人體無法自行製造且食物來源較少的一種人體必須脂肪酸，可以幫助身體製造理想細胞膜及神經軸突的髓鞘。

提到多元不飽和脂肪酸，當然得先認識它們的家族成員，它們包含二十碳五烯酸（EPA）、二十二碳六烯酸（DHA）、亞麻油酸（Linoleic Acid）、α-亞麻油酸（α-Linolenic Acid, ALA）及花生四烯酸；大家所熟悉

表 2-10　多元不飽和脂肪酸家族分類表

多元不飽和脂肪酸	
Ω3 多元不飽和脂肪酸	Ω6 多元不飽和脂肪酸
二十碳五烯酸（EPA） 二十二碳六烯酸（DHA） α-亞麻油酸（α-Linolenic Acid, ALA）	亞麻油酸（Linoleic Acid） 花生四烯酸

的 EPA、DHA 及 α- 亞麻油酸即屬於 Omega-3（Ω3）多元不飽和脂肪酸，而亞麻油酸和花生四烯酸則屬於 Omega-6（Ω6）多元不飽和脂肪酸（見表二—十）。

僅存在部份深海魚中，攝取量嚴重不足

然而，Ω6 和 Ω3 多元不飽和脂肪酸在自然界中分布卻極不平衡，Ω6 多元不飽和脂肪酸可以從大多的食物中獲得，因此來源充足，然而 Ω3 多元不飽和脂肪酸的來源則相當貧乏，例如 EPA 及 DHA 僅存在一些深海魚中，雖然其中的 α- 亞麻油酸可從堅果、胡桃、核桃、蕎麥、大豆、某些植物油（大豆油、紫蘇油、亞麻籽油、橄欖油、油菜籽油）及深綠色葉狀蔬菜等植物中獲得，但卻只能在人體內以低至千分之一的比例轉化為少量的 EPA 及 DHA，而且效率緩慢，因此歐洲、澳洲及北美的公衛研究中皆發現，大多數的民眾都有 Ω3 多元不飽和脂肪酸攝取不足的問題。

有鑑於 Ω3 多元不飽和脂肪酸對身體健康有相當大的影響，因此一些先進國家紛紛提出了在人類膳食中添加 Ω3 多元不飽和脂肪酸比例建議值。以美國食品藥物管理局為例，早在二〇〇二年便核准在嬰兒奶粉中添加 Ω3 多元不飽和脂肪酸，以滿足嬰幼兒成長所需。後續的追蹤研究也發現，本來餵母乳的嬰兒

長大後智力比吃奶粉的嬰兒高，但是跟喝添加了魚油的奶粉的嬰兒則沒有差別，由此可見魚油對於智力發展的重要性。

現在，相信你已經了解為何魚油是我心中排名第二重要的營養補充品了，接下來，我將會進一步介紹補充魚油的功效，相信你一定可以認同它的絕對重要性。

魚油不等於魚肝油

魚油是深海魚類脂肪的萃取物，含有豐富的Ω3多元不飽和脂肪酸，屬於油脂類；魚肝油則是取自魚的肝臟，主要的成分是維生素A和維生素D，具有幫助骨骼生長、預防乾眼症等功效。魚肝油多吃無益，同時還會增加肝、腎額外的負擔，造成中毒現象。

醫學實證

魚油的保健功效

提到魚油的保健功效，目前經人體對照雙盲研究證實，以心血管疾病、腦部發育及大腦功能，以及免疫系統最為顯著。此外，在糖尿病、骨質疏鬆、關節炎、眼科疾病……等方面也頗具成效，保健效果相當廣泛。

功效❶ 維護心血管健康

◎降低血脂肪（含降低三酸甘油脂及降低膽固醇）

富含Ω3多元不飽合脂肪酸的魚油，其降低血脂的能力已被醫學界充分證實，尤其是對降低三酸甘油脂特別有效。英國醫學會發行的醫學期刊《BMJ》於二〇〇一年提出，魚油可降低三酸甘油脂及超低密度血脂蛋白，能降低血脂並增加好的膽固醇（高密度膽固醇，HDL），進而降低心血管疾病的發生。實驗證明，每天攝取二十公克的魚油可降低三酸甘油脂七十九％，三·四公克降低四十五％；但是要三個月效果才達到頂點，如果只吃一兩個月乾脆就不要吃。

降血脂有個重要的作法，就是很多民眾在吃藥後血脂一旦正常，就趕快將降血脂藥物停掉，疏不知我們吃降血脂藥不只是要降血中脂肪，更重要的是溶解進入血管內皮的粥狀血脂塊，這可不是一兩個月可以有效的。所以健保也規定，一旦檢查發現血脂過高，至少要吃三個月藥。

◎降低心血管疾病的發生率

正因為魚油能減少血液中三酸甘油脂含量，因此當然能有效降低罹患心血管疾病的機會。多項醫學研究皆已證實，富含Ω3多元不飽合脂肪酸的魚油，對心臟病患具有保護功效。日本曾進行一場為期四年半、共計一萬九千人的研究，發現無論是否患有心臟病，增加魚油攝取可降低十九％的狹心症發作風險。Bucher在二〇〇二年於美國醫學期刊《AJM》所發表的隨機對照研究結果也證實，魚油可降低總死亡率、心臟病死亡率、心臟病引起之猝死。不過值得注意的是，二〇一〇年Geleijnse JM研究發現，植物來源的Ω3脂肪酸（ALA），因轉換成EPA加DHA比例太低（千分之一），並無法有效保護心臟。

◎控制血壓

魚油能使我們的血管變得更有彈性，並延緩血管粥狀硬化的進行，進而控制血壓，能降低高血壓患者的血壓，並減少其發生出血性中風的風險，但不會影響正常人血壓。

功效❷ 促進腦部發育、提升大腦功能

魚油中的DHA為大腦與神經組織中細胞膜的主要成分，是活化腦細胞的聰明因子，也能改善腦神經萎縮衰退現象，避免記憶力快速老化。

◎促進嬰幼兒腦部發育

多項研究發現，魚油中所含的DHA能促進胎兒及嬰幼兒的神經系統、眼睛、免疫系統發育，因此對孕婦與嬰幼兒特別重要（註2-1）；尤其在孕期最後三個月至二歲期間，是嬰幼兒腦部神經發育最快速的期間，必須提供足夠的DHA，否則嬰幼兒大腦及神經系統的發育會產生損害（註2-2）。媽媽多吃魚，生下來的孩子在七歲時進行的智力評估比吃魚較少的媽媽的孩子，在語言能力與智力方面有明顯的進步，這是美國北卡羅萊納大學研究團隊分析七千四百名母親在懷孕時的飲食習慣所得出的結果。一週吃四盎司（相當於一百一十三公克）的魚，分一至三次吃，就已經足以產生正面效果。

◎預防智力衰退、老人失智症

魚油不僅是嬰幼兒腦部發育的重要營養素（註2-3），對中老年人腦部保健也有幫助，因為Ω3長鏈多元不飽和脂肪酸可提高腦部酵素活力，使腦部有充分的營養，延緩腦部神經纖維萎縮，進而減緩中年人智力衰退，預防老人失智症的發生。

功效3 對抗癌症

經動物實驗我們會發現，魚油可有效增加巨噬細胞數目，抑制癌細胞增殖、轉移或擴散，並延緩癌症的發生；另外，癌症病人在接受化學治療及放射線治療期間，大約有三分之一會因為副作用而體重下降，進而出現體力衰弱及經常嘔吐的現象。之所以會引發這些現象，主要是因為癌細胞會分泌一些物質，促使人體內的發炎因子不斷分泌，加速患者的新陳代謝率，使得肌肉組織與脂肪大量消耗，因而導致患者的體重急速下降，讓人體處於極度衰弱的情況。而二〇〇一年Barber及二〇〇三年Bruera的人體研究皆指出，魚油中的EPA可減緩體內蛋白質的耗損及脂肪組織破壞，為癌症患者保留更多體組織，同時也保留更多體力。不過，除了大腸癌、攝護腺癌外，魚油對其他癌症的預防效果不如魚（註2-4、2-5），因此想有效防癌，除了補充魚油外，每天吃新鮮的魚也是相當重要的。

功效❹ 預防糖尿病

二〇〇八年Ramel研究發現，年輕的過重者補充魚油，可以顯著改善體內胰島素抗性（Insulin Resistance），讓胰島素的分泌趨向正常，使細胞膜上的多元不飽和脂肪酸含量增加，並降低體重及體內三酸甘油脂濃度，有效預防糖尿病產生。此外，一九九九年Gerbi研究也發現，魚油可預防糖尿病病變並減緩神經病變的發展。

功效❺ 協助治療各種腎臟病

魚油在臨床上早已用於治療多種腎臟疾病。一九九三年Buck以魚油治療高鈣尿復發性結石患者，發現患者尿液中的鈣、鎂比率也明顯降低，這是因為魚油所含的多元不飽和脂肪酸，能增強血液迴圈中的纖維蛋白溶解活性，進而減少尿鈣排出，預防結石形成。此外，一項為期兩年的研究也顯示（見圖二—二），免疫球蛋白甲型腎絲球腎炎（IgA）腎病患者在服用魚油後，血清肌酸酐（用以判斷腎功能的指標）可獲得有效的控制。

圖 2-2 魚油用來治療 IgA 慢性腎炎的效果

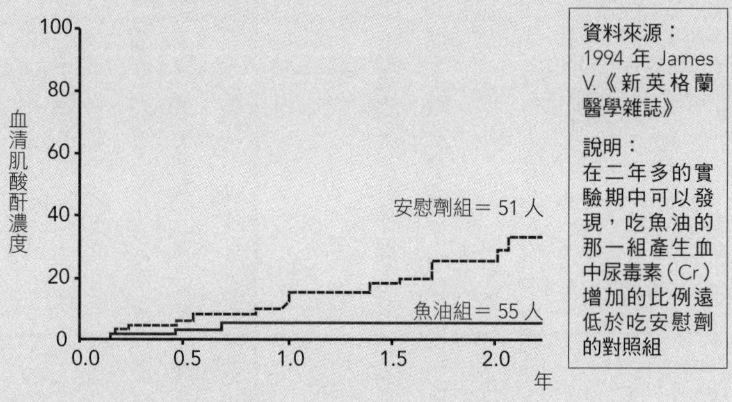

資料來源：
1994 年 James V.《新英格蘭醫學雜誌》
說明：
在二年多的實驗期中可以發現，吃魚油的那一組產生血中尿毒素（Cr）增加的比例遠低於吃安慰劑的對照組

【江醫師悄悄話】

什麼是血液迴圈？

人體內的血液透過心臟的收縮和舒張推動下，會循著心血管系統按一定的方向不停的流動，功能在於運輸養分與代謝廢物，如此在全身周而復始流動的循環過程，稱之為血液迴圈。

功效6 減緩視力退化

DHA有助視網膜及視覺神經細胞發展，降低陽光對視網膜細胞造成的傷害，並且預防黃斑部病變。美國麻州眼耳醫院的喬安娜塞登博士（Dr. Johanna Seddon）研究團隊，針對六百八十一位男性進行研究，其中二百二十二人患有中期或末期的黃斑部病變，其他四百五十九位是早期或沒有黃斑部病變；每週至少吃二次魚的男性，罹患黃斑部病變的風險，降低了四十五％。

功效7 預防骨質疏鬆

停經後女性因為缺乏女性荷爾蒙，因此容易導致骨質疏鬆，這時除了應補充鈣質，攝取足夠的Ω3多元不飽和脂肪酸，也可減少刺激骨頭分解的前列腺素PGE_2與白三烯B_4（L T B_4）生成，有助預防骨質疏鬆。

功效❽ 預防或改善關節炎

魚油可活化關節運作，增加關節的靈活度，加上魚油具抗發炎的作用，可減少類風濕性關節炎的關節發炎、腫脹及僵硬程度。二〇〇七年臨床骨科與相關研究指出，每天服用二・八公克以上的魚油，可降低類風濕性關節炎的發作，並達到降低關節及骨髓中的脂肪成分、預防骨頭壞死、幫助關節潤滑等效果。

功效❾ 預防憂鬱

二〇〇七年發表於《臨床精神病學期刊》（Journal of Clinical Psychiatry）的隨機雙盲對照研究顯示，服用魚油可預防憂鬱發作並且改善相關症狀；此外有多項研究證實，攝取足夠的Ω3多元不飽和脂肪酸，可降低躁鬱症，並加強精神分裂症藥物的效果（註2-6）。

功效⑩ 延緩聽力衰退

銀髮族服用魚油可延緩聽力衰退。二〇一〇年《美國營養醫學期刊》一項由雪梨大學自一九九七年至二〇〇四年進行的研究中，追蹤了參與者五至十年的聽力，並同步進行食物問卷調查，其中包括Ω3多元不飽和脂肪酸之EPA及DHA，另外也調查α-次亞麻油酸以及Ω6脂肪酸，結果發現，每週攝取二分以上的魚肉者，比每週攝取一分魚肉者，可降低四十二%的聽力喪失風險。

除上述已累積大量研究證實的效果外，另有研究發現，魚油在降低過敏反應（如咳嗽、打噴嚏及蕁痲疹、皮膚紅腫）、減輕免疫系統疾病（如紅斑性狼瘡）症狀、減緩經痛、增加精子活力、過動症等（註2-7～2-9）問題上，也有改善或緩解效果。

服用建議 魚油怎麼吃？

想從天然飲食中獲得足夠的魚油（Ω3多元不飽和脂肪酸），最直接的方法自然是多吃魚。一般來說，深海魚有較豐富的Ω3多元不飽和脂肪酸，不過並非每種深海魚的Ω3多元不飽和脂肪酸含量都一樣豐富。「江醫師的魚舖子」

檢驗多項深海魚後發現，秋刀魚、鯖魚、土魠魚、鮭魚的Ω3多元不飽和脂肪酸最高，而虱目魚、鱈魚、烏魚的油脂雖高，但Ω3多元不飽和脂肪酸卻不高，至於鮪魚、黃魚、鱸魚、白帶魚，則是幾乎不含Ω3多元不飽和脂肪酸。

換句話說，想透過飲食獲得足夠的Ω3多元不飽和脂肪酸，得吃下相當可觀的魚肉量才可能達到。以我自己為例，雖然我餐餐都吃魚，但實際估算後發現，Ω3多元不飽和脂肪酸的攝取量仍是不夠，因此我還是每天補充魚油，以滿足身體所需。

近年來，許多深海魚受到重金屬污染，而油溶性污染物如甲基汞、戴

表 2-11　海產中的 EPA+DHA 含量表　（單位：公克）

	每 3 盎司所含的 EPA 加 DHA	吃多少公克才能獲得 1 公克的 EPA 加 DHA
鯰魚	0.15	600
阿拉斯加帝王蟹	0.35	241
比目魚	0.42	198
鱈魚	0.2	425
大比目魚	0.4	212
鯖魚	1.81	42
鮭魚	1.56	99
沙丁魚	1.7	85
蝦子	0.27	312
鮪魚	0.28	340

圖 2-3　先進國家將魚油加在各種食物中

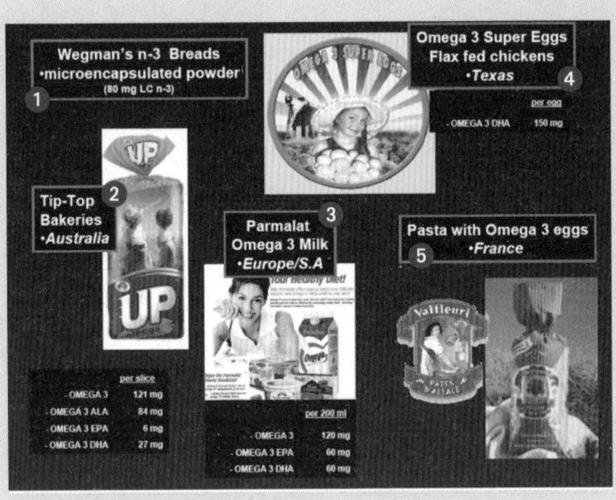

❶ 美國知名食品廠商 Wegmans 在麵包中添加 Ω3
❷ 澳洲知名麵包品牌 TIP-TOP 也添加 Ω3
❸ 歐洲知名乳品品牌 Parmalat，也在鮮奶中添加 Ω3
❹&❺ 美國德州和法國，也紛紛從雞隻的飲食著手，增加雞蛋中的 Ω3

奧辛、多氯聯苯出現在魚油中的量也比魚肉多很多。很多人會擔心市面上的魚油產品是否也有重金屬污染的問題。在 Foron 等人的研究中以美國市售暢銷品牌魚油來檢查汞一個項目就有四十％不及格，所以消費者購買魚油時要確認經過重金屬汞及戴奧辛、多氯聯苯的檢驗。

至於安全性方面，目前已知孕婦就算每天吃四十八顆都不會在生產時出現出血併發症，且少見藥物交互作用，可說是相當安全的營養保健品。但我還是建議讀者需要依個人體質、病情與健康狀況適量攝取為宜。尤其是使用抗凝劑、抗血小板製劑的人最好諮詢醫師的意

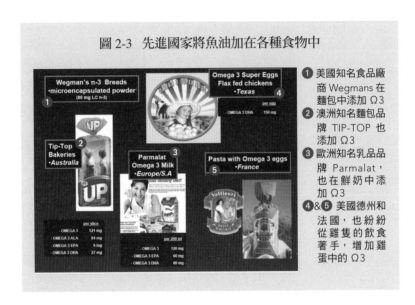

見。一般來說，魚油並沒有嚴重的副作用，不過，服用者身上及呼出的空氣可能會有些魚腥味，這是正常現象，不必擔心。

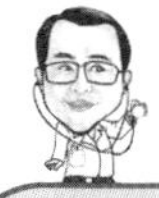

江醫師小叮嚀

補充禁忌 & 注意事項

◎血友病患、凝血障礙及即將開刀者需經醫師同意

魚油有抗凝血作用，一般人服用並不受影響，但如果即將開刀，或是血友病患者及有凝血障礙者，便不適合吃（或需經醫師同意），以免發生凝血功能不足。

◎包裝應隔氣隔光、3 個月內要吃完

由於魚油含有多元不飽合脂肪酸，特別容易氧化而產生有害的過氧化物，所以魚油的包裝應隔氣隔光，保存時必須避免光及熱，可放冰箱保存，並建議開封後三個月內趁新鮮吃完。不要貪小便宜買

怎麼吃最健康

一般飲食攝取	深海魚，尤其是秋刀魚、鯖魚、土魠魚、鮭魚
保健食品補充（DHA 加 EPA）	一般人：每天 300 ～ 500 毫克 心臟病患者：每天 1 公克 三酸甘油脂（TG）> 1000 mg/dl：每天 5 公克
最佳攝取時間	飯後分次服用較佳

說明：EPA 及 DHA 的劑量＝每顆魚油的克數 × 所含的 EPA 及 DHA 比率

大包裝，結果吃不到三分之一下面已經全部氧化變色了，這種氧化後的魚油壞處大於好處，不吃也罷。

◎注意Ω3多元不飽合脂肪酸的含量及EPA、DHA比例

購買市售魚油時，請注意挑選Ω3多元不飽和脂肪酸比率越高的越好，目前市售魚油的含量從三十至六十％不等，比率越高則吞下一顆魚油所能攝取的EPA及DHA就越多。此外，我認為魚油中的EPA及DHA也很重要。一般來說，成人用的魚油，EPA及DHA的比例應接近一：三，兩歲以下的孩童則應超過一：六，因為孩童體內代謝EPA的機制尚未成熟。

◎產品須通過重金屬、戴奧辛、多氯聯苯污染檢驗

為了讓消費者安心，好的廠商會主動將魚油送驗，若是通過，幾乎都會在包裝上標示，購買時可多留意。

◎怕魚味者可使用腸溶錠

所謂的腸溶錠，是利用「腸衣」將藥品包裹在裡面的一種劑型，由於「腸衣」的成分是能夠抵抗胃酸的聚合物材料或纖維素，所以利用腸衣的化學特性可使藥品避免被胃酸破壞、減少藥品本身對胃黏膜的刺激傷害以及使藥品整粒完整的通過胃部，到達十二指腸才開始被吸收，發揮作用。

對象 更年期婦女／銀髮族／嬰幼兒／孕婦及哺乳婦人／肉食族／可樂族

功效 預防骨質疏鬆／維持人體正常生理機能運作

國人最應補充的10大保健營養品

No 3 補骨也補身——鈣（Ca）

基礎觀念 為什麼要補充「鈣」？

據調查，台灣六十五歲以上人口，每九人就有一人罹患骨鬆症，六十五歲以上女性更是每四人就有一人是骨鬆患者，且一般民眾普遍也對鈣質攝取不足。據中華民國國民營養調查發現，國人每人每天平均攝取鈣量只達到建議攝取量的一半，這也是為什麼我將鈣列為國人十大最需要補充保健營養品之一的原因。

缺鈣是人體各種病源的主因！

大多數人都以為，鈣的保健功效只在強健骨骼，但其實不然，長期缺鈣對人體的影響絕對不是只有骨質疏鬆而已。因為鈣還具有觸發體內免疫、神經、循環、消化、內分泌等各系統運行的重要生理機能，長期缺乏將造成身體機能下降，進而衍生出多種疾病，因此美國營養學家認為：「缺鈣是人體各種病源的主因」。這種觀點一點都不誇張。

為了進一步說明鈣的保健功效，首先就一定要了解鈣在人體內的作用機轉。我們人體中本來就需要鈣，鈣是人體中含量最高的礦物質，約占體重的二%；其中九十九%存在於骨骼與牙齒中，其他的一%則分散於血液中，主要具有二大作用：

一、以骨鹽形式成為身體支架

鈣是骨骼的主要成分之一，占骨骼重量達四十%以上；當血鈣濃度不足時，骨骼中的鈣（骨鈣）便會立即補充，因此骨鈣又被稱為「人體鈣的儲存庫」，這也就是為什麼缺鈣時最容易導致骨質疏鬆或骨折等嚴重併發症的原因。

二、以離子形式存於血液，參與生理功能與代謝作用

血液中的鈣（簡稱血鈣）約四十八%為離子形式，雖然含量不高，卻具有觸發免疫、神經、循環、消化、內分泌等各系統運行，維護身體生理反應，如神經傳導、肌肉收縮、血液凝固、心臟跳動、荷爾蒙等作用。因此無論是幼兒、成人還是老年人都需要攝取足夠的鈣，使血鈣濃度保持恆定，才能維持正常生理機能。如果血鈣不足，身體就會自動從骨骼中「提領」鈣質補充，以維持身體正常運作。

攝取足夠的鈣，避免骨鈣流失與血鈣失衡

一旦人體長期缺鈣，骨鈣便會不斷釋出，以補充血鈣的不足，而這也是導致骨質疏鬆的主要原因之一，因為隨著年齡增長，鈣質沉積在骨骼上的速度（學名：鈣化速度）與骨鈣游離到血液中形成血鈣的速度（學名：游離速度）也會有所差異。例如嬰幼兒、青少年的鈣化速度會比游離速度快，所以可以儲存骨本；成人的鈣化及游離速度差不多，但老年人則是鈣化速度會比游離速度慢，所以骨質容易流失。

此外，長期破壞血鈣平衡，還可能造成高血壓、動脈硬化、退化性關節炎、骨質疏鬆症、神經退化疾病等慢性疾病。因此我建議，應針對自己的年齡補充足量的鈣質，才能避免骨鈣流失，並且預防因血鈣長期失衡而導致各種慢性病。

醫學實證 鈣的保健功效

鈣是人體必需礦物質中的一種，不論是心臟跳動、骨骼形成、肌肉收縮、神經運動等，都需要有鈣質介入，是肩負重要生理機能，維持人體健康不可或缺的重要元素。

功效❶ 增加骨質密度、預防骨質疏鬆

人體的鈣有九十九％存在於骨骼與牙齒中，因此鈣質攝取最直接影響的，就是骨骼的型態與質量。一九九〇年，國際骨質疏鬆症基金會所發行的《Calcif Tissue Int》雜誌發表研究證實，補充鈣可降低停經後骨質損失；一九九八年《臨床內分泌代謝雜誌》研究證實，補充鈣（尤其再加上維他命D）可有效預防骨質疏鬆症。不過要注意的是，**人體每次吸收鈣不會超過五百毫克，所以每日所需的鈣必須適量多次、分批補充，才能一點一滴累積骨鈣**。

功效❷ 維持人體正常生理機能

血液中的鈣約有四十八％為離子形式，若血鈣濃度下降，導致神經組織太過

興奮，就會導致手足抽搐。而骨鈣可幫助協調血鈣濃度，當血鈣濃度太低時，骨鈣會立即補充，使血液中的鈣保持平衡狀態，維持人體正常生理機能。

服用建議 鈣怎麼吃？

牛奶、起司、魚罐頭、豆腐、堅果、核果與深綠色蔬菜中都含有豐富的鈣，其中又以乳鈣質吸收較好。不過由於亞洲成年人有超過八十五％為乳糖耐受不良體質，喝乳品易導致腹瀉及吸收不良，因此亞洲人想仿效西方人經由奶製品補充鈣質更為困難。事實上多項調查證實，國人的鈣質攝取確實嚴重不足，因此我認為想獲取足夠的鈣，額外補充是必要的。

女性、老人特別容易缺鈣

此外，臨床上已發現，女性比男性更需要注意鈣的補充，尤其是四十五歲以上進入更年期的女性，因卵巢荷爾蒙分泌不足，缺鈣的狀況更嚴重。二〇〇七年研究發現，**停經後婦女在運動時，鈣質會從汗水中流失，如果未補充鈣質反而會因運動而造成骨質疏鬆症惡化**。

不過神奇的是，這時若能補充足夠的鈣，不僅可反轉骨鈣流失、預防骨質疏鬆，還可降低女性更年期燥熱、夜間盜汗、抽筋或情緒沮喪等情形。一九九八年米蘭Kruger研究，分別給予六十五個停經後婦女鈣加魚油以及鈣加Ω6（月見草油），十八個月後發現，魚油組的骨質密度高，且骨折發生率明顯較低，由此可見，鈣與魚油合併使用有助於提升骨質密度的效果。

另一個容易缺鈣的族群為銀髮族，因為人體對鈣的吸收力與年齡成反比，所以必須補充更多的鈣，才能滿足每日所需。此外，**常喝碳酸飲料與常吃肉的人，鈣質也較容易流失，因此應注意多補充鈣**。

一般來說，**年紀越輕、鈣的吸收能力越好，正是儲存骨本的好時機**，不過提醒讀者務必搭配運動，因為研究發現，年輕人想補充鈣來儲存骨本時，**除非能合併運動，否則是無效的**。

孕婦需補充更多鈣

不分年紀、男女老少每天都需補充足夠的鈣，即使還沒出生的胎兒亦然，因此孕婦需要補充更多的鈣。美國婦產科學會指出，在懷孕時缺鈣（每天攝取低於六百毫克）婦女的胎兒，骨質密度遠比正常攝取鈣質者要低了十五％；一九九九年《婦產科醫學期刊》研究也指出，孕婦補充鈣質有益於胎兒的骨質。

當然，營養補充品的重點在於補充營養的不足，所以飲食中的攝取仍是必要的。此外也要特別提醒大家，**傳統用來補鈣的大骨湯其實並不能補鈣！**香港中文大學醫學系研究發現，大骨湯實際上含鈣量極低，**多喝只是徒然增加熱量**。

多吃無益，人體單次吸收最多五百毫克

很多人選購營養補充品都會注意營養含量，總覺得劑量越多越好，實際上許多營養補充品也的確如此（如先前所提的魚油）。不過鈣不一樣，由於人體對鈣的單次最大吸收量約只有五百毫克，所以選購鈣片時，每錠含量不需多於五百毫克，因為吃了也無法充分吸收。

我建議最好採取適量多次、分批補充的方式（見表二—十二）。例如成年人一

表 2-12　各年齡層每日建議攝取劑量（單位：毫克）

年齡	劑量
0～6 個月	200
7～12 個月	260
1～3 歲	700
4～8 歲	1,000
9～18 歲	1,300
19～50 歲	1,000
51～70 歲	男性 1,000 女性 1,200
71 歲以上	1,200

天需要攝取一千毫克鈣質，**可以早、晚各吃五百毫克，且最好在飯後吃，除了較容易被人體吸收，還可降低結石的發生率**（註2-10）。此外也提醒各位讀者在補鈣的同時，**也需同時添加維生素D_3，才能確保鈣質被有效吸收**。

天然鈣未必比較好

選購鈣片時，除注意含量外，類別也必須考量。目前市售鈣片可簡單分成天然鈣與螯合鈣二種（見表二—十三）。雖然人們常說「天然的尚好」，其實未必盡然。因為現今環境污染嚴重，天然鈣常常受到重金屬污染。美國食品藥物管理局禁止使用牡蠣殼等海產去提煉鈣質，至於珍珠鈣的說法應該是促銷手法，因為珍珠太貴了，而且一樣會有重金屬鉛、鎘等污染的問題。我曾檢驗過十三批天然鈣原料，發現竟有十二批重金屬（鉛、鎘）過量，因此我認為螯合鈣是相對較為純淨的產品。

表2-13　目前市售的鈣片分類

類別	來源	品項
螯合鈣	人工合成	蘋果酸鈣、檸檬酸鈣、乳酸鈣、葡糖酸鈣、碳酸鈣
天然鈣	由牛骨、珠貝、牡礪等提煉	碳酸鈣、珠母鈣、珍珠鈣

此外，鈣依成分可分成碳酸鈣、檸檬酸鈣、乳酸鈣等多種，其吸收與作用也不盡相同。例如**碳酸鈣雖然便宜，卻也最容易引起便秘，最好飯後服用以利吸收；檸檬酸鈣則容易增加鋁的吸收，所以不能跟含鋁的制酸劑一起服用，但卻較適合腎結石患者攝取**。

補充禁忌 & 注意事項

◎高血壓患者在補充鈣和維生素D時應特別小心

因為大量鈣和維生素D會干擾含鈣離子阻斷劑的降血壓藥物，最好先詢問醫師，再決定服用劑量。

◎鈣會干擾四環黴素及氟化奎林酮類抗生素（flouroquinolone）的效用

所以需間隔二小時以上服用。

◎服用類固醇、肝素、結核病用抗生素、抗癲癇藥、鐵劑時，需多攝取鈣。

怎麼吃最健康

一般飲食攝取	牛奶、起司、魚罐頭、豆腐、堅果、核果與深綠色蔬菜
保健食品補充	各年齡層的每日建議攝取劑量，請見表 2-12；惟每次不超過 500 毫克
最佳攝取時間	適量多次、分批補充，並建議飯後服用

國人最應補充的10大保健營養品

No 4

從頭補到腳——維生素D（Vitamin D）

對象 所有人／日照不足者

功效 維持牙齒與骨骼健康／提升老年人下肢肌肉能力／降低心臟病（心血管疾病）發病率／降低血壓／預防糖尿病／預防癌症／改善慢性疼痛／預防上呼吸道感染和流感／多囊性卵巢症候群／補腦／改善或緩解代謝綜合症候群／改善或緩解自體免疫性疾病／改善或緩解失智症／改善或緩解心理疾病（如憂鬱症、自閉症、神經衰弱）／改善或緩解癲癇

基礎觀念 為什麼要補充「維生素D」？

先前提到鈣的時候，我也會提到維生素D，而且很多鈣的保健食品中也會含維生素D，那是因為維生素D是協助人體吸收鈣質的重要輔助成分。但事實上，近年來的研究已經發現，維生素D對人體的功效可不限於此，它不只是鈣的配角，同時也參與多種細胞（如免疫細胞、血管內皮細胞）的正常運作（註2-11），一旦缺乏便會影響全身健康，因此維生素D已成為近年來最受醫界關注的超級營養素。

98%國人維生素D血濃度不足

維生素D具有改善不孕、體重控制、增進記憶力等效果，並且能降低罹患糖尿病、胰腺癌、乳癌和心血管疾病的風險；二〇〇五年美國的研究顯示，每年花費十億美金，讓民眾每日服用一千國際單位（相當於二十五微克）的維生素D，將可降低二百四十至三百一十億美金的健康支出，由此可見攝取足夠維生素D對人體健康是相當重要的。

雖說我們人體皮膚只要經紫外線照射便可製造出維生素D，而台灣地處亞熱帶、日照充足，理論上應該不會缺乏維生素D，但事實卻非如此。據衛生署國民營養健康資料顯示，高達九十八%的國人，血液中維生素D濃度不足（官方建議的最佳濃度是每毫升血液三十三微克），其中尤其以十九至四十四歲的民眾維生素D濃度最低。分析原因，我認為與國人生活型態改變（室內的工作）、過於重視防曬（帽子、洋傘和高係數防曬乳）有關。

其實想獲得維生素D，最簡單又不用花錢的方法就是**每日至少做十至十五分鐘的日光浴，最好是中午十二點的時候，因為這段時間UVB大於UBA，不用擔心會得皮膚癌，又可以快速獲得足夠的維生素D**。此外，藉由曬太陽的方式製造維生素D時，不用擔心吸收過量的問題，因為當體內維生素D濃度足夠時，皮膚就不會再製造了。

不過，有鑑於生活型態有時很難改變（例如長時間待在辦公室的上班族），加上人體合成維生素D的能力會隨年齡增加而減少，因此我認為額外補充維生素D是絕對有必要的。

醫學實證 維生素D的保健功效

提到維生素D的功能，除了大家最熟悉的，能幫助人體吸收鈣質、有益骨骼健康外，由於維生素D也是讓多種細胞（如免疫細胞、血管內皮細胞）正常運作的重要成分，因此經人體對照雙盲研究證實的保健功效不下數十種，其中我認為影響國人較大的有：

功效❶ 協助鈣質吸收，維持牙齒與骨骼健康

台灣六十五歲以上人口，每九人就有一人罹患骨鬆症，六十五歲以上女性更是每四人就有一人罹患；而維生素D是骨骼代謝成長不可欠缺的維生素，能使鈣

和磷有效的被人體吸收利用，製造強健的骨骼和牙齒。如果沒有足夠的維生素D，人體便無法取得足夠的鈣，進而導致骨質疏鬆；此外，維生素D更是預防牙周病、佝僂病、骨關節炎的必要營養素。

功效❷ 提升老人下肢肌肉能力

除了維持骨骼健康，維生素D對肌肉功能也有幫助，而下肢肌肉衰弱正是老人跌倒的主要原因之一，因此許多研究已證實，補充維生素D對維持老年人下肢肌肉能力有重要的臨床意義（註2-12）。一九九七年《新英格蘭醫學雜誌》發表了一項研究，將四百八十九名平均年齡為七十一歲的婦女隨機分配雌激素、維生素D_3、雌激素加維生素D_3以及安慰劑，經過三年治療後，服用維生素D_3發生跌倒骨折的比率明顯減少。

功效❸ 降低心血管疾病的發病率

補充維生素D可降低心血管疾病的發病率。研究顯示，心血管疾病患者體內25羥維生素D（25-hydroxyvitamin D, 25-OH Vit D）的濃度明顯低於正常人（註2-13），心衰患者尤其明顯，可見人體25-OH Vit D水準降低可能是心血管疾病發病的潛在危險因素。美國約翰霍普金斯大學研究指出，缺乏維生素D的人出現血管狹窄的比例較一般人高出八成，原因可能和維生素D控管人類基因組中二百多個基因，以及調控體內發炎機制有關。丹佛大學醫學院針對三千四百位美國人所做的研究也發現，老年人如果體內維生素D含量不足，死於心臟病的風險比攝取足夠維生素D的老年人多三倍。

功效❹ 降低血壓

多項研究還發現，維生素D具有調節血壓的效果。一九九八年Krause於醫學權威雜誌《Lancet》發表了一項研究，他替一群高血壓患者進行為期六週、每週三次的紫外線治療後，體內維生素D平均增加一百六十二％，同時血壓也隨之降低；一項二〇〇一年於臨床內分泌學代謝《J Clin Endocrinol Metab》發表的研究也提到，連續八週、每日服用八百國際單位（相當於二十微克）的維生素D，可降低血壓。同時還有另一項研究發現，維生素D血漿濃度降低時，高血壓的發病率將會上升。該研究檢測血液中25-OH Vit D的濃度，以其濃度大於每毫升三十奈克時，高血壓發病的相對風險為一作基準值，結果發現，當25-OH Vit D

濃度小於每毫升十五奈克時，男性高血壓發病增加六・一三倍，而女性增加二・六七倍。

功效❺ 降低罹患糖尿病風險

根據醫學研究，維生素D還能影響胰島素的製造。缺乏維生素D的兒童罹患第一型糖尿病的機率較一般孩子高二倍（註2-14）。英國研究也認為，中、老年人若攝取充足的維生素D，罹患第二型糖尿病的風險可降低三十三%（註2-15）。

功效❻ 預防癌症

維生素D和癌症的相關研究很多，其中又以乳癌、大腸直腸癌和攝護腺癌為最（註2-16）。一個二〇〇六年的研究，使用來自十三個不同城市，超過四百萬癌症病患的資料，發現低日照會增加罹患某些癌症的風險，同時在資料中發現維生素D濃度與癌症的發生率有相關性。研究者建議，**每天補充一千國際單位（相當於二十五微克）的維生素D可減少罹患大腸癌的風險達五十%，以及乳癌、卵巢癌的罹患率降低三十%**。而血清中低濃度的維生素D與乳癌進程和轉移也有關聯。另一個研究是多倫多大學的研究小組對五百一十二名剛被診斷為乳癌的病人，檢測她們血液中維生素D的含量，並且追蹤她們的病情長達十二年，發現大約有三十八%婦女血液中維生素D含量太低，被認為是「維生素D缺乏」，並且三十九%有「維生素D不足」的現象，只有二十四%的婦女顯示有「足夠的」維生素D。

功效7 改善慢性疼痛

維生素D缺乏被視為慢性疼痛的危險因子。二〇〇三年Plotnikof研究指出，非特異性肌肉骨骼疼痛患者中有九十三%缺乏維生素D；另一項針對兒童肢體疼痛研究也發現，每日補充五千到一萬國際單位（相當於一百二十五至二百五十微克）維生素D，三個月後腰痛、背痛皆可獲得改善（註2-17）。

功效8 預防上呼吸道感染和流感

令人訝異的是，維生素D還可減少流行性感冒的感染率。二〇〇七年於《Epidemiol Infect》發表的一項研究指出，維生素D可提供保護作用，降低流感的發生率；另一項對照研究中，一群停經後處於骨質疏鬆高風險的女性，一組前兩年每天服用八百國際單位（相當於二十微克）的維生素D_3，在第三年中每天服用二千國際單位（相當於五十微克），另一組則服用安慰劑，結果顯示維生素D確實能有效避免流行性感冒感染。

功效❾ 多囊性卵巢症候群

所謂的多囊性卵巢症候群（Polycystic Ovary Syndrome, PCOS）是融合了內分泌、生殖及新陳代謝等功能障礙的症候群，也是育齡婦女相當常見的疾病。一九九九年一項小型研究發現，PCOS婦女體內維生素D及鈣的濃度顯著低於健康婦女，而每日補充一千五百毫克鈣、每週補充五萬國際單位（相當於一千二百五十微克）維生素D_2，三個月後，這些患有PCOS的婦女，月經週期與生育能力皆趨向正常化。

功效❿ 補腦

二〇〇九年《神經學神經外科及精神病學期刊》（Journal of Neurology Neurosurgery and Psychiatry）發表一項由曼徹斯特大學（University of Manchester）對三千名年齡介於四十到七十九歲，來自歐洲八個城市的男性進行調查結果，發現體內有高量維生素D的人，在記憶與資訊處理的測驗上有較佳的表現。

除了上述研究證實的效果之外，另有研究發現，維生素D在代謝綜合症候群、自體免疫性疾病、失智症、憂鬱症、自閉症、神經衰弱及癲癇等（註2-18～2-21）疾病上，也有改善或緩解效果。

服用建議 維生素D怎麼吃？

雖然維生素D取得方便，只要皮膚經紫外線照射便可製造，然而現代人不是怕曬黑就是怕罹患皮膚癌，因此出門總是撐陽傘，並且塗抹高係數的防曬品（防曬係數SPF三十以上就足以隔絕所有維生素D合成），加上生活忙碌、老待在辦公室、長時間日夜顛倒等生活改變的關係，因此從國內外的研究中發現，現在人體內普遍都有維生素D不足的現象。

效能評比 維生素D_3大於維生素D_2

自然界含維生素D的食物種類並不多，僅有：魚肝油、含高油脂的魚（如野生鮭魚、鮪魚或鯖魚）和海洋動物的肝臟等（見表二—十四）。因為維生素D

在自然界中主要有二種型態，一為維生素D_2，是來自酵母及植物固醇 ergostenol，另一為維生素D_3，來自動物性食品或由皮膚經陽光照射而得。兩者皆需要先經由肝臟的經羥基化反應成 25-OH Vit D，再由腎臟的經羥基化反應成活化型的 1,25-OH Vit D。雖然**市售的維生素 D 也分成維生素D_2與維生素D_3二種形式**；但由於每個人轉化維生素D_2的能力不同，且維生素D_3維持血中維生素 D 活性物質的效能，是維生素D_2的三倍以上，因此**我建議選購時，最好以維生素D_3為優先考量**。

表 2-14　市面上含維生素 D 的食物

（單位：國際單位）

食物	分量	維生素 D 含量
魚肝油	1 湯匙	1,360
牛奶	1 杯	100
蛋	1 顆	20
熟牛肉	3.5 盎司	15
奶酪	1 盎司	12
鮪魚	3 盎司	345

說明：40 國際單位 = 1 微克

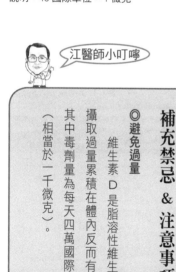

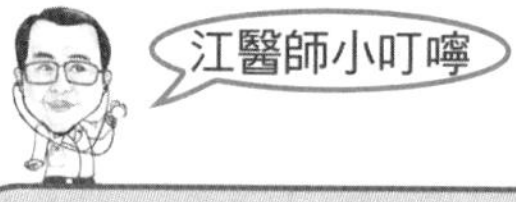

補充禁忌 & 注意事項

◎避免過量

維生素 D 是脂溶性維生素，攝取過量累積在體內反而有害，其中毒劑量為每天四萬國際單位（相當於一千微克）。

【江醫師悄悄話】

如何知道維生素 D 夠不夠？

25-OH Vit D 是體內維生素 D 主要存在的形式，對於人體健康最佳的濃度是每毫升四十至六十五奈克，因此偵測血液中 25-OH Vit D 的含量，即可了解體內維生素 D 是否足夠；而活化型的 1,25-OH Vit D 的血中濃度不足以代表體內的量，不建議檢查此項目。

怎麼吃最健康

一般飲食攝取	肝臟、蛋黃、魚肝油、鮪魚、鯡魚、沙丁魚、小魚乾、牛奶、乳製品
保健食品補充 （建議每 4 個月抽血測血中 25-OH Vit D 濃度）	嬰幼兒每日 1000 國際單位 兒童每日 2000 國際單位 成人 19 ～ 50 歲每日 2000 國際單位 成人 51 ～ 70 歲每日 3000 國際單位 成人 71 歲以上每日 4000 國際單位 妊娠及哺乳期婦女每日 4000 國際單位 肥胖的人所需劑量可能高達 2 倍 （因維生素 D 服用後會被過多的脂肪組織吸收）
最佳攝取時間	餐後服用

對象 外食族、偏食族／素食族／銀髮族／妊娠期婦女

功效 提升免疫力，抑制愛滋病毒、皰疹病毒、腸病毒／對抗口腔癌／降血脂／改善鼻炎／改善貧血／改善代謝症候群／可減輕重金屬及藥物的腎毒性

國人最應補充的10大保健營養品

No 5 保健小尖兵——藍藻（Spirulina）（別名：螺旋藻、藍綠藻）

基礎觀念 為什麼要補充「藍藻」？

一九二一年由生物學家在非洲查德湖畔發現的藍藻，是一種單細胞生物，屬於藍藻門，顫藻科。它們與細菌一樣，細胞內沒有真正的細胞核（稱原核），所以又稱為藍細菌，存在地球至今已有三十五億年，是地球上最原始的生物，全世界的淡水、鹹水及天然湧泉中都能發現藍藻的蹤跡；它，就是我認為國人最應補充的第五項營養補充品。

營養價值高，NASA 太空人的理想食物

藍藻是營養成分最豐富、最均衡的生物之一（見表二—十五），富含人體必需的所有營養。一九九三年 Belay 研究發現，藍藻含有極豐富的胺基酸、多種維生素與礦物質、β- 胡蘿蔔素及高含量的 γ- 次亞麻油酸（GLA），營養價值備受全球自然保健專家肯定，近年來更得到「超級食物」的美譽，不僅被美國太空總署 NASA 列為太空人的理想食物，而且在馬來西亞癌症病童的非傳統治療項目中排名第二，比中藥還高（註 2-22）。

表 2-15　藍藻的營養成分

蛋白質	含量極高，占乾重的 60 ～ 70%，以胺基酸形式存在，當中含有人體無法自行合成的 8 種必需胺基酸。
維生素	包含維生素 A、維生素 B 群（B_1、B_2、B_6、B_{12}、B_3、B_5、葉酸）、生物素、維生素 D 與維生素 E；其中維生素 B_{12} 為動物肝臟的 3 ～ 4 倍
礦物質	包含鈣、鉀、鎂、錳、鐵、硒、磷、鋅等。
植化素	如葉綠素 A、β - 胡蘿蔔素、藻青蛋白（藻藍素），抗氧化能力強，使我們更加年輕，同時還可提高淋巴球的活性，抑制惡性腫瘤的生長
酵素	富有超氧歧化酶 SOD，加速抗氧化能力，提升年輕活力
γ - 次亞麻油酸（GLA）	是人體重要激素──前列腺素（PGE_1）的前體，可減少發炎反應、幫助降低血壓、減少血小板不正常的凝集、協助調節荷爾蒙平衡

不過，由於藍藻具有特殊的生物特性，就像海綿一般，非常容易吸收外在環境中的雜質或重金屬成分，工業上甚至常用它來移除排放水中的重金屬，可知藍藻吸收重金屬的能耐。所以培養藍藻的水中如果有微量的重金屬，就會被藍藻以生物放大性造成一千倍以上的重金屬累積。以我自己的經驗為例，當年「江醫師的魚舖子」在篩選藍藻時，便特地委託瑞士 SGS 或英國 INTERTEK 等專業重金屬檢測單位進行檢測，費了很多心力才終於找到沒有重金屬污染的藍藻，因此我在這裡要特別提醒大家，選購藍藻時務必留意重金屬污染問題，尤其是檢測單位與檢測項目，通常只要專業重金屬檢測單位測試通過，包裝上是一定會註明的。

【江醫師悄悄話】

藍綠藻、螺旋藻都是指藍藻

坊間常見的藍綠藻、螺旋藻，指的就是藍藻，但綠藻與藍藻是完全不同的東西，購買時可別買錯了。

醫學實證 藍藻的保健功效

先前已經提過，藍藻營養價值極高，但其實它的保健功效可不是只有「營養」而已，還有促進人體免疫機能、抑制癌細胞、降血脂等多重功效。

功效❶ 提升免疫力，對抗、抑制病毒

藍藻能促進身體免疫機能提升（註2-23），因此可有效阻擋病毒或抑制病毒入侵，在抑制愛滋病毒、疱疹病毒、腸病毒等方面皆有相當的功效。一九九八年《後天免疫不全症候與人類基因反轉錄期刊》（Ayehunie S Journal of Acquired Immune Deficiency Syndromes & Human Retrovirology）的研究指出，在人體免疫細胞株（如T細胞）的體外實驗中，藍藻的水溶性萃取物可抑制愛滋病毒HIV-1的複製，若於免疫細胞攻擊病毒前加入該萃取物，可使病毒感染力下降，可見藍藻水溶性萃取物中具有抑制愛滋病毒複製的成分。

此外，藍藻對皰疹病毒、腸病毒等多種病毒也具有抑制效果。二〇〇二年一

項抗病毒藥物研究證實，藍藻可以抑制皰疹病毒及巨細胞病毒；二〇〇三年醫學病毒學（Medical Virology）的研究也指出，藍藻有抑制腸病毒七一型的能力。當然，這些都還只是體外實驗，不適宜直接連結到人體使用的結果。

功效❷ 對抗口腔癌

雖然藍藻在對抗癌症的效果上尚未有定論，但已有不少動物實驗獲得肯定效果，如一九八七年 Schwartz & Sklar 研究中，顯示 β- 胡蘿蔔素與類胡蘿蔔素含有可抑制癌細胞的物質，並且發現服用適當的藍藻可抑制細胞毒素；而一九八八年 Schwartz 研究也證實，藍藻的萃取物可防止腫瘤細胞增殖。此外，在口腔癌的防治上，更已有人體對照雙盲研究證實其效果。一九九五年營養與癌症（Nutrition & Cancer）研究顯示，嚼檳榔同時補充藍藻的人，有四十五%的口腔癌前期變化完全正常化，而沒有補充藍藻者只有七%；而這些原本有補充藍藻的人，後來停止補充藍藻，一年後原本完全正常化的人又再度復發，由此顯示藍藻具有預防口腔癌的能力。

功效❸ 降血脂

研究指出，藍藻具有抑制膽固醇的功效。一九八八年Nakaya等研究發現，高血脂病患在連續服用藍藻後，不但LDL膽固醇（壞膽固醇）和粥狀硬化指數AI（Athero-genic Index）會下降，且會增加HDL膽固醇（好膽固醇）。韓國一項小型隨機雙盲研究也指出，七十八位年齡介於六十七至八十七歲，實驗組每天吃八公克藍藻，十六週後發現可降低膽固醇，增加細胞激素IL-2、減少細胞激素IL-6[註2-24]。

功效❹ 改善鼻炎

不少雙盲隨機對照研究發現，攝取藍藻可以改善鼻炎，如二〇〇八年耳鼻喉科權威期刊《European Archives of Oto-Rhino-Laryngology》，以及二〇〇五年醫藥食品期刊《Journal of Medicinal Food》等。

功效❺ 改善貧血

除了上述功效外，藍藻還能強化身體，產生新的紅血球。中國研究報告中指出，藍藻中的主要成分藻藍素（Phycocyanin, PC）具刺激造血作用，能激化紅血球形成、提高血色素，改善貧血的作用。

功效❻ 改善代謝症候群

一九八六年 Becker 的人體實驗發現，每天服用二・八公克的藍藻三次，連續四週後病人的體重明顯降低；一九九一年 Takai 的動物研究發現，在葡萄糖含量較低血液中，螺旋藻親水性部分可快速的作用，而疏水性部分可抑制血中的葡萄糖含量。

功效❼ 減輕重金屬及藥物的腎毒性

二〇〇六年美國臨床毒理學官方刊物與歐洲臨床毒理醫學中心的雙盲隨機對照研究顯示，慢性砷中毒患者每日服用二百五十毫克藍藻二次，十六週後尿液中的砷由每公升七十八微克變成每公升一百三十八微克，而頭髮中的砷含量則降低四七・一%，由此可知藍藻對重金屬有吸附作用，雖然其培養過程易受重金屬污染，但相對的也能幫助人體去除多餘的重金屬。

功效8 抗發炎

COX-2（cyclooxygenase-2）負責人體內前列腺（PGs）的生成，進而刺激發炎、癌基因並促使直腸癌、胃癌和乳癌及其他疾病的發生，二〇〇〇年Reddy等人研究發現，相較於其他非類固醇抗發炎藥（如celecoxib、rofecoxib），藍藻對COX-2具有更好的抑制效果，而且它還能進一步抑制PGE_2及LTB_4的生成，和降低骨髓過氧化酶之活性，因而具有減少發炎的功效。

服用建議 藍藻怎麼吃？

市售藍藻多以人工養殖方式生產，因此培養藍藻的環境及水源非常重要，除了要氣候溫暖、陽光充足外，水質也要非常乾淨，不能選擇受過污染或者含有重金屬的水來培養，才能培養出純淨無污染的藍藻。此外，正因為藍藻具有吸附性，所以透過藍藻的培養環境，還可以控制藍藻中所含的硒、鐵等礦物質含量，換句話說，不同品牌的藍藻，成分可能有很大的差別，因此我要提醒讀者們，在選購時應選擇可提供來源、生產技術、培養水源證明等資訊的產品，才能吃得有保障。

此外，開封後的保存也要注意，由於高溫、潮濕會降低藍藻的功效，因此開封後要注意以下三點，才不會影響藍藻的品質：

一、開封後最好在三個月內用完。

二、使用後盡快蓋好封蓋。

三、儲存在陰暗、低溫、無熱源並避免陽光直射的地方。

怎麼吃最健康

一般飲食攝取	藍藻本身即是一種單細胞生物，無法從其他食物中攝取，且因極容易受到重金屬污染，因此也不建議直接食用天然藍藻
保健食品補充	衛生署建議國人每天至少應吃半斤蔬菜，而國人每天的蔬菜攝取量平均只有 5 兩，可見得大多數人的蔬菜攝取量普遍不足。然而，成人每天食用 5 公克的藍藻，可補充蔬菜的攝取不足，最適合不愛吃青菜及蔬菜攝取不足的人食用
最佳攝取時間	藍藻富含維他命 B 群，有助提振精神及幫助全天的代謝，因此最好白天吃

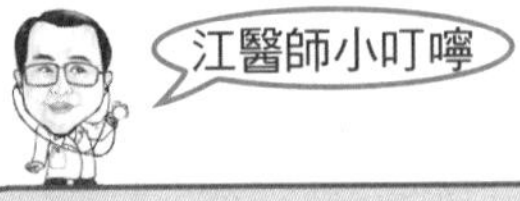

藍藻補充禁忌 & 注意事項

◎選購標示不含「微囊藻毒素」的產品

有些藍藻所產生的微囊藻毒素（microcystin）有非常強的毒性，可能會嚴重損害肝臟甚至引致肝癌；如果水域水質良好，未被污染或污染較少，就不會產生大量對人體有害的微囊藻毒素，因此建議選購時應選擇註明不含微囊藻毒素的產品。

◎自體免疫疾病患者不宜多吃

由於藍藻具有提升免疫力的效果，因此有病例報告顯示，服用藍藻會促發自體免疫疾病（註 2-25），因此如紅斑性狼瘡、僵直性脊椎炎等自體免疫疾病患者不建議多吃。

◎吃素的人不可以用來補充維生素 B_{12}

藍藻所含的維生素 B_{12} 雖高，但受分子結構影響，人體無法消化吸收，因此無法替代維生素 B_{12} 的補充。

◎含大量普林，高尿酸血症不宜過量（五十公克）服用

對象 更年期婦女／癌症患者／高血壓患者／心血管疾病患者

功效 減輕女性更年期症狀／預防骨質疏鬆、增進骨質密度／預防癌症／預防心血管疾病／抗氧化、減少自由基

國人最應補充的10大保健營養品

No 6 守護女性——大豆異黃酮（Soy Isoflavones）

基礎觀念 為什麼要補充「大豆異黃酮」？

提到大豆異黃酮，一般人總認為是更年期女性才要吃，但事實並非如此。大豆異黃酮的正確名稱叫做「異黃酮素」（isoflavones），是一種植物性的雌激素（phytoestrogen），因為在大豆中含量最豐富，因此才被稱為大豆異黃酮。大豆依種皮顏色不同而分有黃豆、黑豆、青豆等，其營養價值備受醫學肯定，舊金山醫學會議便把「穀、豆、菜」列為亞洲健康長壽三樣寶，美國甚至把每年的八月十五日定為全國的「豆腐節」，更可看出豆子在美國的保健多麼受到重視。

異黃酮素因其結構類似人體雌激素，所以最廣為人知的效果就是改善女性更年期的症狀，但事實上，異黃酮素還能減少低密度膽固醇LDL（俗稱壞的膽固醇），與增加高密度膽固醇HDL（好的膽固醇），具有預防心血管相關疾病的效果。同時，屬於植物性荷爾蒙的異黃酮素，除女性激素的特性外還具許多生物特性，如抗癌性、抗氧化性、抗病毒性、殺菌性、抗血管增生性等，而這些特性與效果皆是國人所需要的，也因此我將它列入國人最應補充的十大保健營養素。

醫學實證 大豆異黃酮的保健功效

經人體對照雙盲研究證實的異黃酮素保健功效，目前可分成以下五大類：

功效❶ 改善女性更年期症狀

由於婦女到了更年期後，卵巢功能開始逐漸退化，雌激素的分泌幾近不足，因而會出現一些不舒服的症狀，這就是所謂的「更年期症候群」，主要的症狀有：熱潮紅、陰道萎縮、記憶力衰退、睡眠障礙、情緒不穩、膀胱感染、手腳冰冷等。此外，由於容易造成鈣質快速流失，因此更年期的女性特別容易罹患骨質疏鬆症。

既然更年期症狀是因為雌激素分泌不足所引起，所以補充雌激素自然可以讓這些不舒服的症狀獲得改善，而異黃酮素正是更年期婦女所需的植物性雌激素。流行病學研究發現，亞洲婦女血清雌激素濃度及尿液雌激素排泄量均比西方婦女低二十至三十％，推測可能是受到大豆異黃酮的抑制；此外，進入更年期的西方婦女八十％會有停經熱潮紅現象，但亞洲婦女卻明顯偏低，其中尤其是中國和日本婦女（馬來西亞婦女五十七％、中國農村婦女十八％，日本婦女十四％），正是因為中國和日本婦女較常食用豆類製品的關係。

另外一項由西班牙多所醫學中心共同進行的研究，這項研究讓一百九十位停經後婦女，每日早晚服用十七．五毫克的異黃酮素，結果發現，這些婦女在持續服用異黃酮素四個月後，其熱潮紅、睡眠障礙、焦慮、憂慮、陰道乾澀、性慾減低和骨骼疼痛等更年期症狀，都獲得明顯且有效的改善（註 2-26）。

功效❷ 預防骨質疏鬆、增進骨質密度

異黃酮素可協助身體留住鈣質，對骨質疏鬆也有幫助。多項研究皆證實，異黃酮素可減少骨質流失，流行病學研究也發現，少喝牛奶卻常喝豆漿與吃豆製品

的亞洲人，骨折的比率明顯少於白人。通常年齡已達更年期的人，骨質密度只能維持而無法增加，但有研究驚人發現，以豐富異黃酮素治療二十四週後，骨質疏鬆症患者的脊椎骨密度增加了五．六％。骨骼都是由外層之皮質骨（cortical）及內層之小樑骨（trabecular）所構成，人工合成異黃酮素（ipriflavone）不僅被證明對停經後婦女的骨密度有益，尤其對提升小樑骨的骨密度有很好的效果。

功效❸ 預防癌症

前面提到，異黃酮素具有抗血管增生性，這個特性正好可以抑制癌細胞的血管增生；也就是說，當體內有不正常的細胞生成時，異黃酮素便會使不正常的細胞無法生長，進而降低癌症的發生。由於異黃酮素是一種植物性雌激素，可減少雌激素對乳房和子宮內膜的刺激，所以它對降低這兩器官的癌症效果特別顯著。流行病學研究顯示，亞洲婦女的乳癌發生率遠低於歐美女性（註 2-27）；其中，日本的婦女乳癌的比例只有美國婦女的四分之一，但移民到美國後，乳癌發生率便增加，相反的，長期居住東方的美國人，乳癌發生率會減少，而這正和飲食中豆類食物的多寡有關。

此外，異黃酮素在預防子宮內膜癌也有效果。一九九七年研究顯示，食用黃豆和其他豆類多的婦女，子宮內膜癌發生率低五十四％（OR=0.46），且在流行病學上，亞洲婦女罹患子宮內膜癌的比例遠比西方婦女低，據分析與亞洲人的傳統飲食富含大豆食物有極大關係。不過相關研究分析也認為，異黃酮素的效果需長期攝取才能有所影響，也就是**需要從小或年輕時即持續攝取足夠的豆製品，而非到更年期才開始多攝取，否則功效會大打折扣**。

功效4 保護心血管

異黃酮素有保護心血管疾病的功效，因為異黃酮素可降低血管中的壞膽固醇、增加好膽固醇，故可減少血脂肪沉積在血管壁中，避免血管硬化阻塞，對心血管具有保護作用，可減少冠狀動脈疾病的發生。

功效5 抗氧化、減少自由基

根據臨床研究，異黃酮素具有啟動體內抗氧化系統的功能，可以促進穀胱甘肽過氧化酶（Glutathione peroxidase, GSH-P）的活性，進而達到消除自由基、抗氧化的效果。

【江醫師悄悄話】

異黃酮素是治癌？還是致癌？

異黃酮素雖有很強的抗氧化力，但因其結構與雌激素類似，被認為可與雌激素接受器結合，有類似泰莫西芬的功能（乳癌病人常用於避免乳癌復發的藥物），也因此被認為有促癌效果。事實上，異黃酮素對身體不同組織有不同效果，有的地方有雌激素作用，有的地方則呈現抗雌激素作用。

二〇〇九年美國醫學協會雜誌《The Journal of American Medical Association, JAMA》有一篇研究，以五千多名中國女性為實驗對象，追蹤期五年，探討「黃豆攝取對於乳癌病人存活率的影響」，結果顯示：治療後的乳癌病人，多吃黃豆食品者（大約每天吃到十一公克的大豆蛋白），可顯著降低乳癌死亡率與復發的危險性。同年另一篇於乳癌研究治療（Breast Cancer Research and Treatment）的研究，將大豆蛋白或大豆異黃酮的攝取量較多者與較少者比較，結果顯示治療後的乳癌病人，多吃黃豆食品者可以降低六十％乳癌復發率，其中包括荷爾蒙受體陽性病患。

二〇一〇年還有一篇發表在加拿大醫學協會雜誌《Canadian Medical Association Journal, CMAJ》的文獻，探討「輔以荷爾蒙治療之乳癌病人，其大豆異黃酮的攝取對復發率與死亡率的關係」，同樣是以中國大陸婦女為研究對象，依大豆異黃酮攝取多寡分組，追蹤五百多名病人長達五年，結果也發現：停經後之雌激素受體或黃體素受體陽性的乳癌病人，大豆異黃酮攝取最多的組別，有較低的乳癌復發率與死亡率。綜合以上多篇近期大型的對照雙盲研究結果，證實多攝取黃豆及其製品的保健品，可以有效防止乳癌發生與復發。

服用建議 大豆異黃酮怎麼吃？

從天然食物攝取，安全但熱量高

異黃酮素的食物來源，有黃豆、扁豆（四季豆）、花生、甜薯、胡蘿蔔、蒜、綠豆及紅苜宿類植物等，其中又以黃豆最為豐富，因此不妨多攝取黃豆相關製品，如豆漿、豆腐、豆干、味噌、納豆等（見表二—十六）。值得注意的是，因為異黃酮素不易溶解於水，因此生黃豆（每公克含一・五四毫克）和熟黃豆（每公克含一・三二毫克）所含的異黃酮素

表 2-16　食物中異黃酮含量

食物	每 100 公克所含大豆異黃酮
大豆粉	199 毫克
煮熟黃豆	55 毫克
味噌	43 毫克
豆腐	31 毫克
豆漿	10 毫克

最多，豆腐（每公克含零．二七毫克）次之，豆漿（每公克含零．一毫克）最少。

雖然從食物攝取異黃酮素最安全，但卻容易攝取過多熱量，因為一百公克黃豆有二百七十五大卡，因此對現代人來說，最好的方式就是透過保健食品補充，不過建議一定要選擇有信譽、來路明確、標示清楚的品牌。「江醫師魚舖子」曾檢查市面上七種大豆異黃酮原料，發現其中六種含量只有標示值的二十％以下，剩下一種在進一步檢查時又發現含有二種農藥。美國消費者實驗室的檢測也顯示，市售產品有十五分之一含鉛超量，而該檢測還只檢查鉛等其他重金屬，並未檢查農藥，相信一旦加入農藥檢測，不合格的品項絕不只十五分之一而已。

每日有效攝取量至少50毫克以上

異黃酮素在吸收後會先與葡萄糖結合，經過腸道酵素分解，才能改變成與雌激素結構相似的雜環酚（Heterocyclic Phenols）活躍成分；異黃酮素的代謝不但因人而異，同時也有性別差異，通常女性的代謝效果較強，其他影響異黃酮代謝因素還有腸道細菌不同、食物至腸子停留時間、腸道之pH值、食物中含纖維、脂肪、蛋白和酒精量、藥物（如抗生素）、腸道疾病、腸道手術和宿主免疫力等。所以攝取量應該依照臨床表現來加減，而不是所有人同一個劑量。

研究認為，異黃酮素的最佳攝取量為每日五十至一百毫克。根據統計發現，英國人每天食物約含異黃酮素一毫克，美國人約十一毫克，但亞洲人因多食用豆類製品，含量在五十至二百毫克間，由此可推估每日的有效攝取量至少要五十毫克以上。且由於異黃酮素的半衰期很短，數小時內便會被代謝分解，不會固積在體內也不會儲存在脂肪中，所以即使攝取量大也無須緊張。

怎麼吃最健康

一般飲食攝取	黃豆、扁豆（四季豆）、花生、甜薯、胡蘿蔔、蒜、綠豆及紅苜蓿類植物
保健食品補充	每日 50 ～ 200 毫克
最佳攝取時間	沒有限制

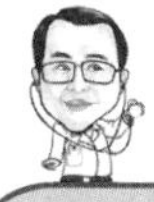

江醫師小叮嚀

補充禁忌 & 注意事項

◎可能有輕微的副作用

異黃酮素的補充在目前的臨床試驗中並沒有發現嚴重的副作用，是一種相對安全的成分，少數個案在實驗中有不適，但也都很輕微，如胃部不舒服，一般認為與個人體質有關。不過，由於黃豆中曾發現一些過敏蛋白質，因此對豆類過敏者，建議服用前先與醫師討論。

國人最應補充的10大保健營養品

No 7

眼睛靈藥——葉黃素（Lutein）

對象　電腦族／銀髮族／近視族／有黃斑部病變家族史／長時間豔陽下工作者

功效　預防（改善）白內障以及黃斑部退化、病變／預防癌症（尤其是乳癌、肺癌、大腸癌、腎癌與前列腺癌）／預防心血管疾病／預防中風

基礎觀念　為什麼要補充「葉黃素」？

根據陽明大學社區醫學研究中心於一九九九年進行的流行病學調查統計顯示，台北市六十五歲以上老人視力障礙原因前三名分別是：白內障、近視性黃斑部退化及濕性老年性黃斑部病變。但事實上，該注意視力障礙的並不只老人，許多調查也發現，國內高度近視（超過八百度）人口比例偏高，加上長時間盯著電腦、電視、手機螢幕，以及抽菸、喝酒、飲食不均衡、睡眠不足、配戴隱形眼鏡時間過長等不健康的生活習慣，近年來如白內障、黃斑部退化與病變等不可逆的退化性視網膜疾病，已有年輕化的趨勢。因此，我認為葉黃素也應列入國人最應

補充的十大保健營養素之一。

人體的眼睛、皮膚、乳房、子宮頸等部位都存有葉黃素，其中尤其以眼睛的含量最高。但由於人體無法自行合成製造葉黃素，加上體內的葉黃素會受年齡增長（註 2-28）、生活習慣及環境等因素影響而減少，當眼睛的葉黃素不足，就會引發白內障以及黃斑部退化、病變，因此唯一的辦法，就是額外補充葉黃素。

由於葉黃素是一種具有極佳抗氧化作用的類胡蘿蔔素，臨床已證實，葉黃素在預防癌症以及心血管疾病，都有顯著的效果。

醫學實證 葉黃素的保健功效

功效 1 預防（改善）白內障以及黃斑部退化、病變

一般說來，葉黃素不足最常引起視網膜黃斑區的退化、病變（AMD，六十五歲以上喪失視力的主要原因）和白內障（六十歲以上的老年人約有九十五％以上發生白內障）；因為葉黃素存在於視網膜黃斑部與水晶體中，具有吸收藍光、紫外線與抗氧化能力，可增進視網膜和水晶體抵抗藍光、紫外線與自由基的傷害。

圖 2-4　眼球結構圖

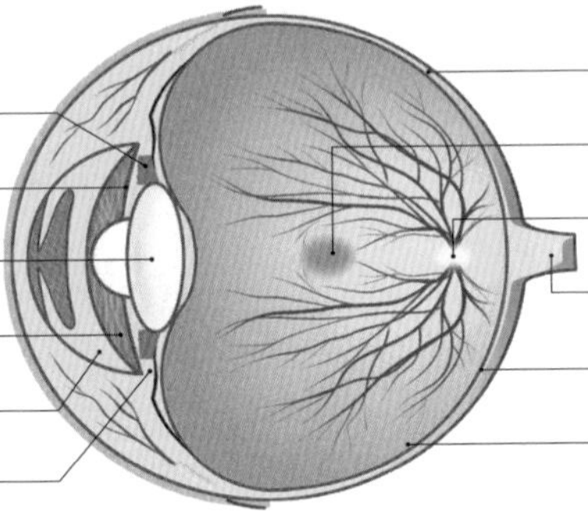

◎視網膜黃斑部：形成視覺的關鍵

想知道葉黃素在眼球如何作用，首先就必須先了解眼球的結構（見圖二－四）。簡單說，人體的眼睛內部構造就類似照相機，「鏡頭」等於眼球的「水晶體」、「光圈」等於「瞳孔」、「底片」等於「視網膜」。我們看東西時，眼睛會調節水晶體，讓光線折射後聚焦在視網膜上，進而刺激視神經傳送訊號到大腦後便形成視覺；換句話說，水晶體受損會使人看不到清晰的影像，視網膜受損則更直接影響視覺。

黃斑部位於眼底視網膜中央，是視網膜最重要的部位，因為這個部位是大部分感光細胞聚集的地方，負責傳遞九十五％以上的光線資訊給大腦判讀，如果出現退化或病變，視力和辨色力就會受影響，嚴重時將出現影像扭曲、視野中間呈現一片黑矇等現象，最後便會導致失明。

◎葉黃素可預防、改善黃斑部退化或病變

在二〇〇一年的老年黃斑部退化臨床研究中，將實驗分葉黃素加鋅、鋅、葉黃素及安慰劑四組，並持續進行七年時間，研究結果顯示，食用含抗氧化劑合併鋅的營養補充劑，對延緩因老年黃斑部退化所造成的視覺喪失有明顯效果（見圖二—五）。一九九四年哈佛大學研究也發現，每日攝取六毫克的葉黃素可以降低五十%老年性黃斑部退化的發生。而

圖 2-5　葉黃素改善視力的研究結果

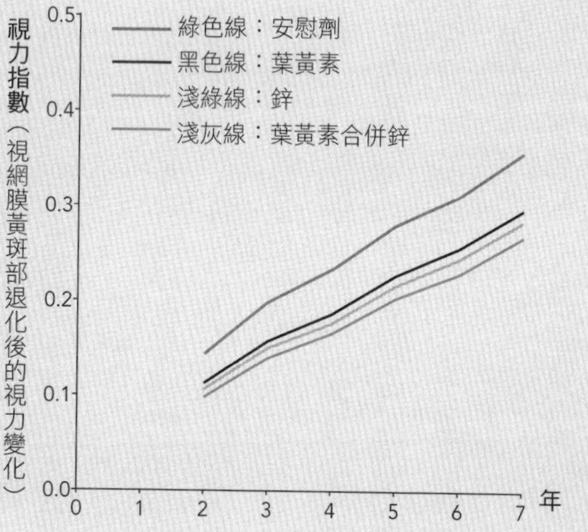

資料來源：
Arch Ophthalmol
說明：
視網膜黃斑部退化患者在分別服用葉黃素合併鋅、鋅、葉黃素及安慰劑二年後，視力狀況以葉黃素合併鋅組最佳。

且葉黃素對黃斑部病變不只能預防，還可治療；二〇〇四年 Richler 發表的雙盲對照型研究便證明，乾式黃斑部退化患者每天補充十毫克葉黃素，一年後視力便可見明顯改善。

除了老年黃斑部退化的改善外，攝取葉黃素對預防白內障也具有相當的效果。研究發現，攝取最高劑量的葉黃素和玉米黃素，比僅攝取五分之一劑葉黃素者，其白內障風險降低二十二%；其中，高頻率攝取菠菜、甘藍菜、綠葉蔬菜等葉黃素含量豐富的食物，對降低白內障風險也有一樣的效果。美國威斯康辛州研究人員在追蹤一千三百人十年後證實，攝取足夠的葉黃素，可以降低白內障的發生率五十%；另有公衛史上非常重要的哈佛大學護士研究也發現，葉黃素攝取量高的婦女，較攝取量低婦女罹患白內障的比率減少了二十二%。

以上研究，雖都是針對白內障或黃斑部退化、病變患者，不過我要再度強調，預防勝於治療，現代人長時間盯著電腦、電視、手機螢幕，加上抽菸、喝酒、飲食不均衡、睡眠不足、配戴隱形眼鏡時間過長等不健康的生活習慣，對視力都會造成極大損害，因此都應該補充葉黃素，提供靈魂之窗最好的防護。

【江醫師悄悄話】

黃斑部病變可自我檢查

建議民眾與患者，可以在家以阿姆斯勒方格表（Amsler grid）自我檢測，每週做一次。檢查時，交互遮蓋眼睛，單獨以一眼直視線條，比較兩眼的視力有無不同。正常者看到的會是筆直的線條，黃斑部病變患者則是看見彎曲或波浪型的曲線。如有此情形，可把扭曲變形的區域描繪下來，帶著資料找眼科醫師進一步檢查。

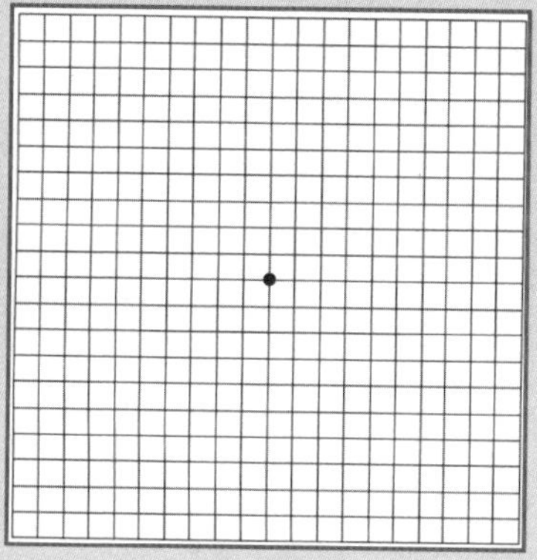

正常影像

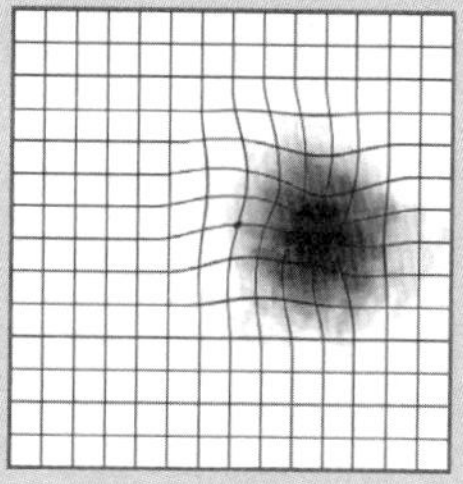

黃斑部病變患者
所見影像

功效❷ 預防癌症

葉黃素除了視力保健效果一流外，同時還具有很好的防癌效果。因為葉黃素具有極佳的抗氧化力，可抑制自由基的活性，減少並阻止自由基對正常細胞的破壞。多項研究發現，葉黃素對乳癌、肺癌、前列腺癌、直腸癌、皮膚癌等癌症，具有抑制作用。哈佛大學一項大型護士前瞻研究，在十四年中追蹤了八萬二千二百三十四位年齡介於三十四至五十九歲的女護士，過程中共有二千六百九十七位罹患乳癌；研究發現，葉黃素的攝取量越高，越能降低罹患乳癌的機率，尤其在有乳癌家族病史的婦女，更可見明顯效果。

此外，葉黃素對其他許多癌症也有可見效果，例如肺癌。一項由二萬七千零八十四位男性吸菸者的膳食問卷調查結果發現，攝取較高葉黃素和玉米黃質，可降低十七％肺癌的發生率。烏拉圭的對照雙盲實驗也顯示，攝取較多的葉黃素和玉米黃質，可降低四十三％的肺癌風險。但是胡蘿蔔素卻會增加肺癌風險，顯見類胡蘿蔔素不等於胡蘿蔔素，更不等於葉黃素。此外，多吃含有葉黃素和玉米黃質的食物，對降低腎癌、大腸癌、卵巢癌、前列腺癌，都有確定的效果（註 2-29）。

特別要提醒大家的是，在我綜合許多醫學研究後發現，**每天攝取二十毫克以上的葉黃素，才具有預防癌症的效果**，不過現代人要透過日常飲食來攝取足夠的葉黃素不是件容易的事。像是過去麵粉都含有葉黃素，但現在的麵粉都添加了過氧化苯甲酰漂白，導致麵粉中的葉黃素不僅被破壞殆盡，而且過多的食品添加物吃多了反而有害健康。至於含葉黃素的蔬果，則面臨農藥殘留的問題，吃多了，葉黃素的攝取量雖然有增加，但吃下肚的農藥也不少。「江醫師的魚舖子」在檢測過許多蔬果後發現，香蕉是難得農藥殘留較少的水果，而**香蕉中的葉黃素多存在於香蕉皮，所以我建議不妨將香蕉洗淨、連皮打成香蕉牛奶來喝**。

功效❸ 預防心血管疾病

葉黃素在預防心血管疾病也有效果，因為它對早期的動脈硬化進程有延緩作用。研究發現，當血液中葉黃素含量較低，動脈血管壁便會增厚，隨着葉黃素含量的增加，動脈壁的厚度也會跟著減少，進而也降低了動脈栓塞的風險。流行病學的研究中，也發現攝取葉黃素可降低冠狀心臟疾病及中風的危險性。地中海的居民是歐洲冠狀心臟病死亡率最低的，分析發現，地中海居民飲食具有高量葉黃素，導致血中葉黃素含量較高；知名的洛杉磯動脈硬化研究顯示，補充葉黃素可以減少動脈粥樣硬化的損害，並降低氧化壓力及血中極低密度脂蛋白、中密度脂蛋白的含量，於早期動脈硬化的發展具有正面影響。

功效4 預防中風

除了上述功效外，葉黃素還可以降低缺血性腦中風的發生率。一項ATBC世代研究，追蹤了二萬六千五百九十三名男性無中風病史的吸菸者六．一年後發現，葉黃素與玉米黃質的攝取量越高，明顯降低了蛛網膜下腔出血的發生機率；此外，已中風的患者服用葉黃素也有幫助，波里道利等人便發現，缺血性中風患者在攝取葉黃素後，血漿中的丙二醛（malondialdehyde, MDA，為細胞脂質受到自由基攻擊過氧化後的產物，會傷害動脈血管）的濃度越低。

服用建議 葉黃素怎麼吃

葉黃素是一種具有抗氧化作用的類胡蘿蔔素，在綠色蔬菜，如菠菜、芥藍菜、綠花椰、豌豆、球芽甘藍、直立萵苣，奇異果、葡萄、柳橙汁、綠皮胡瓜，以及多種南瓜中，約含有三十至五十％的葉黃素，但黃色蔬果如胡蘿蔔、蕃薯、橘子中則幾乎不存在，對於嚴重耗損視力的現代人來說，光從飲食攝取葉黃素是不夠的，因此我建議還是得額外補充。至於補充劑量，綜合許多研究可發現，想改善視力，每天至少要攝取六毫克以上，而二十毫克內都是安全劑量；至於食用葉黃素的最佳時間則是在吃飯時或飯後，因為葉黃素為脂溶性營養素，所以透過飲食中所含的油脂，才能使葉黃素達到最好的吸收效果。

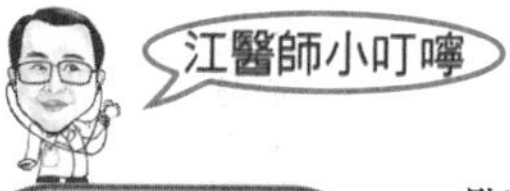

補充禁忌 & 注意事項

長期大量抽菸的老菸槍，不可長期服用；另外，小孩、孕婦以及有肝腎疾病者，服用前應先與醫師討論。

怎麼吃最健康

一般飲食攝取	菠菜、芥藍菜、綠花椰、豌豆、球芽甘藍、直立萵苣、奇異果、葡萄、柳橙汁、綠皮胡瓜及南瓜中皆含有葉黃素
保健食品補充	至少 6 毫克，最多不可超過 20 毫克
最佳攝取時間	由於葉黃素屬於脂溶性營養素，建議餐後一次服用，以提高吸收利用率

對象　癌症病患／糖尿病高風險群／不孕或是精蟲活動力低的男性

功效　預防癌症／改善男性生育力／改善糖尿病神經病變

國人最應補充的10大保健營養品

No 8

抗癌之王——硒（Selenium）

基礎觀念　為什麼要補充「硒」？

「硒」是什麼？這陌生的營養素會是人體必要的營養嗎？沒錯，不用懷疑。雖然你可能沒聽過它，但它千真萬確是人體不可缺少的微量元素，而且硒是不同年齡、不同性別，不同地域的人都需要的（見表二—十七）。

硒是人體用來製造穀胱甘肽過氧化酶的重要成分；什麼是穀胱甘肽過氧化酶？簡單的說，它是人體的解毒系統，可以避免細胞膜破裂，並且能活化免疫系統、達到預防癌症的功效，一旦缺乏將會導致免疫力下降、生長遲滯、肌肉退化、貧血、影響生育等問題，現在你知道，硒對人體有多重要了。

也許你會納悶，硒既然是微量元素，需求量應該不高才對，為什麼還要額外補充呢？因為硒原是泥土中的養分，透過種植而存在於穀物和蔬菜中，再經過食物鏈進入肉類、海鮮、乳製品。但並非所有土壤都含有豐富的硒，再加上全世界農業技術進步，使得耕作密集而導致土地貧瘠，以致許多養殖動物都不再吃草而改吃黃豆、玉米，因此天然飲食中的硒含量越來越少，所以現代人得透過營養補充品的方式攝取，才足夠人體所需。

醫學實證 硒的保健功效

臨床醫學已經證明，威脅人類健康和生命的四十多種疾病，都與人體缺硒有關，而其中效果最顯著的，有以下三種：

表 2-17　每日建議攝取量　（單位：微克）

族群	年齡	建議劑量	可容忍上限
嬰兒	0～6月	15	45
	7～12	20	60
兒童	1～3	20	不要超過建議劑量
	4～8	30	不要超過建議劑量
	9～13	40	不要超過建議劑量
14 歲以上青少年、成年男女、老年人		55	400
孕婦		60	不要超過建議劑量
哺乳期婦女		70	不要超過建議劑量

功效1 預防&對抗癌症

雖然在台灣，硒並不是大家耳熟能詳的營養素，不過在醫學領域裡，早已有許多研究可以證實硒對健康的幫助，而其中最引人注意的，就是硒的抗癌效果，因此在國內外醫學界和營養學界，硒又被稱為「抗癌之王」。

一九八三年美國亞歷桑納癌症中心做了一項研究，將一千三百一十二人分成兩組雙盲，一組吃二百微克硒，一組吃安慰劑，受測者的硒並沒有低於正常，只是接近底線，結果發現除了皮膚癌之外，硒可以大幅度的降低攝護腺癌六十六％、大腸癌五十％、肺癌四十％，而且還影響了總體癌症死亡率以及總體死亡率，分別各降低五十％及十七％，這是非常難能可貴的，其中又以受測者本來血中硒濃度低的人效果最明顯。

我綜合了許多人體對照雙盲研究，發現硒確實可以預防癌症（註 2-30、2-31），由於硒本是泥土中的微量元素，因此也有部分研究發現，在高硒作物供應地區，當地居民罹患淋巴癌、肺癌、乳癌、大腸癌和腸胃癌的的機率的確較小（註 2-32）；中國更有大型研究發現，住在缺硒地區的人若能適當補充硒，就可以降低B型肝炎所引起的肝癌（註 2-33）。

功效❷ 改善男性生育力

在男性體內，有一半以上的硒存在攝護腺與精液中，因此硒對男性而言是相當重要的。現在男士不孕症的比例相當高，很大的原因和精蟲不足有關。至於為什麼有精蟲不足的現象，就營養攝取方面是下列兩種情況所導致，一是因為生活型態的改變，很多人一忙隨便買個便當吃，而這類飲食不是過度加工就是過度加熱，而硒「怕熱」，所以往往在加工、加熱的過程中便耗損了；二是環境中農藥及各方面的污染，導致土壤中的硒含量越來越少，兩者交互影響下，便會導致日常的硒攝取量不足。

硒對精子的形成和成熟有重要作用，它能增強精子活力，防止精子過早解體，有利於精子與卵子結合。如果男性缺乏硒，便會造成精蟲活動力不足，增加不孕的風險。一九九八年由Scott等人進行的一分雙盲測試發現，使用含硒營養補助食品的不孕男性，其精子細胞的能動性和受孕機率皆獲得改善；也因此英國研究人員甚至開發出一種能夠提高小麥中硒含量的新型化肥，並以此烤製出硒含量較高的麵包，好改善硒攝取不足的問題。

功效3 改善糖尿病並預防併發症

硒是構成穀胱甘肽過氧化物酶的活性成分，而穀胱甘肽過氧化物酶能防止胰島β細胞氧化破壞，使其功能正常，促進糖分代謝、降低血糖和尿糖，達到預防糖尿病的效果。對糖尿病患者來說，最煩惱的就是血糖的控制與併發症的發生，而硒除了具有控制血糖的效果外，還能抗氧化、消除自由基，有助於改善胰島素自由基防禦系統和內分泌細胞的代謝功能，預防糖尿病併發症發生。

法國蒙比里埃大學的Tasnime Akbaraly和他的同事們對一千一百六十二名法國成人進行了九年的研究，檢查他們體內的硒濃度並監測他們的血糖，結果發現，體內硒濃度排在前三分之一者，糖尿病的發生率明顯較低。而這項研究也獲得一個結論：攝取適量的硒，可大幅度降低血糖代謝異常的風險，對二型糖尿病的預防，以及併發症的發生，都有很好的效果。

服用建議 硒怎麼吃？

一般來說，肉類、海鮮、乳製品、種植於硒含量豐富土壤中的全穀物和蔬菜，都是含硒量較高的食物；不過由於硒怕熱，因此要避免過度烹調，或者是溫度過高，否則硒的含量會逐漸流失。此外，我認為光從食物中攝取硒還是不夠，因為植物、動物都是依賴環境生存，如果環境中的礦物質缺乏硒，那麼即使吃得再多也很難達到標準，因此還是需透過保健食品的補充才行。

雖然國人對硒感覺陌生，但其實硒的補充品並不少，一般藥妝通路可能較少見，但在專業通路並不難找到。其中，除了硒碇外，由於硒能增強精子活力，防止精子過早解體，有利於精子與卵子結合，所以也常與鋅合併，是現代男性維持「精力」的好選擇。

怎麼吃最健康

一般飲食攝取	肉類、海鮮、乳製品、種植於硒含量豐富土壤中的全穀物和蔬菜，如小麥胚芽、堅果（特別是巴西堅果）、燕麥、全麥麵包、米糠、糙米、蘿蔔、大蒜、大麥和橙汁
保健食品補充	男女老少不同年齡、性別都需要攝取足夠的硒，但過猶不及，攝取過量亦有中毒危險，因此補充時請務必先參考表 2-17，以免過量
最佳攝取時間	沒有限制

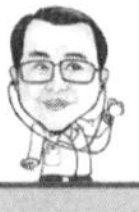

江醫師小叮嚀

補充禁忌 & 注意事項

◎硒是微量元素，補充時要小心不可過量

美國在二〇〇八年曾發生二百零一起急性硒中毒的病例，起因源自硒補充品的實際硒含量，為標示值的二百倍，進而導致中毒者平均攝取了每日建議劑量的八百倍。硒是人體必要的微量元素，換句話說需要量並不高，所以若要透過營養品來補充時，要特別注意不可過量。根據我個人檢查國內硒的原料，結果叫人跌破眼鏡，居然五個樣品中有四個完全不含任何硒，所以市售產品之良莠不齊由此可見一斑。

◎與PPI或H2阻斷劑的交互作用

正在服用可降低胃酸分泌阻斷劑（如PPI或H2）的人，需更多的硒。

◎降低呼吸器依賴

由點滴補充硒錳鋅，可以降低慢性阻塞性肺疾的呼吸器使用時間。

硒過量時可能出現的症狀（註2-34）
●疲勞
●拉肚子
●掉頭髮
●關節痛
●指甲變色或脆化
●噁心

對象 退化性關節患者／銀髮族／需久站者／運動量大者

功效 改善退化性關節炎

國人最應補充的10大保健營養品

No 9 銀髮族之寶——葡萄糖胺和軟骨素（Glucosamine & Chondroitin）

基礎觀念 為什麼要補充「葡萄糖胺和軟骨素」？

上了年紀的人，或多或少都有關節方面的毛病，所以我們常會看到許多阿公、阿嬤，從椅子上站起來時總得先用雙手撐著桌椅、慢慢挪動才能起身，更嚴重的甚至明顯出現O型腿，生活起居都需要有人扶著走，根本出不了門。

台灣每年約3萬人須換人工關節

對於關節，年輕或壯年的你或許認為那是器官老化的自然現象，一點也沒放心上，但其實關節的健康問題比你想像的更嚴重！根據相關統計顯示，台灣六十五歲以上人口，每三人就有一人罹患退化性關節炎，且每年約有三萬人，因疼痛導致不良於行、嚴重影響正常生活而必須接受人工膝關節置換手術，甚至必須進行髖關節手術的病人也超過一萬人。因此，葡萄糖胺和軟骨素也被我列入國人最應補充的十大保健營養品之一。

葡萄糖胺＋軟骨素，關節炎患者必備聖品

葡萄糖胺和軟骨素是人體可自行合成的物質，原本就存在於軟骨和其他結締組織中；然而隨著人體的老化，葡萄糖胺和軟骨素的合成速度逐漸趕不上被分解的速度，於是會影響關節內細胞的新陳代謝，導致關節出現僵硬、發炎及疼痛難耐的症狀。而補充葡萄糖胺，可以刺激軟骨細胞產生膠原蛋白（collagen）和蛋白多醣（proteoglycan），修護受損的軟骨組織，並促進關節軟骨素及關節液等重要成分形成，對改善關節退化、摩擦發炎、幫助關節代謝正常化以及關節活動都有幫助。

葡萄糖胺加上軟骨素，會產生相輔相成的作用，使軟骨細胞保有足夠的水分，以達到緩衝、潤滑的作用，並藉由建造軟骨所需的膠原蛋白，促使逐漸流失的軟

骨獲得新生。簡單來說，葡萄糖胺與軟骨素的作用，就是在維持軟骨的健康，促使關節液被保留在適當的位置，並加強關節的新陳代謝正常，預防軟骨組織的不正常分解；也因此葡萄糖胺與軟骨素成了近幾年來關節炎患者必備的補給聖品。

醫學實證 葡萄糖胺和軟骨素的保健功效

葡萄糖胺與軟骨素和前面幾項營養補充品不一樣，它的保健功效很單純，就是預防或改善退化性關節炎。

退化性關節炎是無「藥」可救的

退化性關節炎是全世界最常見的關節疾病，全世界有十五%的人口都受到此病症的影響，通常發生在年紀較大者，五十歲以上為二十至三十%、七十歲以上為七十%，而且女性的發生率遠高於男性，男女比例約為一：三。

退化性關節炎大多發生在承載體重的關節，包括膝關節、髖關節、腰椎、頸椎，或是手指末端指節，病因是由於軟骨結構的磨損，表面變得粗糙、厚度變薄，使得關節兩端與骨下的負擔加重、關節間距變窄，進而骨刺形成，造成關節變形、疼痛與活動受到限制。

值得注意的是，一旦罹患退化性關節炎，可說是無「藥」可救了！因為臨床治療退化性關節炎，多半只能給予消炎止痛劑（如非固醇類消炎藥nasid），對於疾病的控制、治癒，甚至預防都沒有幫助（註2-35），而且研究證實吃消炎止痛劑會增加換人工關節的機率。反倒是身為「營養補充品」的葡萄糖胺和軟骨素，已經過許多臨床研究報告證明，對退化性膝關節炎具治療的效果（註2-36）。

臨床研究證明葡萄糖胺和軟骨素功效

一項由比利時研究團隊發表在二〇〇一年的《The Lancet》期刊的三年、大規模、隨機、雙盲、對照研究結果，證實了每日服用一千五百毫克的葡萄糖胺，不僅有助於緩解膝蓋的退化性關節炎症狀，而且可以幫助修護軟骨組織，延緩膝關節間距變窄。二〇〇四年十月美國風濕學院（ACR）發表的最新研究報告也表示，持續服用葡萄糖胺，可以緩解退化性膝關節炎的疼痛症狀，並改善骨關節的結構，預防人工膝關節置換的比率達七十三％。

此外，美國國衛院在二〇〇六年二月於《新英格蘭醫學雜誌》發表研究更證實，一千五百四十三位四十歲以上患者，分五組使用葡萄糖胺二十四週，結果發現，對輕微膝蓋疼痛者來說，葡萄糖胺沒有比安慰劑有效；但對中、重度膝蓋疼痛者則比安慰劑有效。

不是所有關節炎都有用！

葡萄糖胺和軟骨素雖然有用，但僅對「退化性關節炎」有改善效果，並不是所有的關節炎都適用，例如風濕性關節炎就沒有效。所以如果關節因不明原因疼痛時，請務必就醫診斷以確定病因；就算是退化性關節炎，服用葡萄糖胺和軟骨素也的確有效，仍應該定期回診。

此外，葡萄糖胺和軟骨素並無法幫助長高或儲存骨本，所以既無法「補鈣」，也無法預防、改善骨質疏鬆症；所以，坊間許多以銀髮族拍廣告「存骨本」的種種產品，吃再多也是沒有用的。

服用建議 葡萄糖胺和軟骨素怎麼吃？

葡萄糖胺可透過身體合成，像是肉類、魚肉及豆類等蛋白質食物，都可經身體轉化為葡萄糖胺，此外富含骨膠質的食物，如雞爪、豬腳、豬耳、筋、海參、鯊魚鰭等，對關節軟骨組織也有幫助，建議可以多攝取。而當你無法從日常食物中獲得足夠的葡萄糖胺時，含有葡萄糖胺和軟骨素的營養補充品，絕對是必要的選擇！

30歲以上就該及早保養

體內的葡萄醣胺夠不夠，該怎麼得知呢？通常體內的葡萄糖胺一旦快速流失，身體就會出現關節疼痛、不適的症狀，因此只要當承載體重的關節出現痠、腫脹、疼痛時，即可開始使用。此外，即使沒有出現症狀，只要是退化性關節炎的高風險群，例如講師、專櫃小姐等從事長期久站工作者，軍人、運動選手等運動量大的人，以及體重過重、關節受過傷和三十歲以上想保養關節的人，都可以補充含葡萄糖胺和軟骨素的營養品。

藥品級不一定比較好

還要提醒你的是，我國衛生署將葡萄糖胺分為藥品級「硫酸鹽基的葡萄糖胺」（Glucosamine Sulfate）與食品級「鹽酸鹽基的葡萄糖胺」（Glucosamine HCl）。

哪一種比較好呢？或許你會這麼認為：「藥品級一定比較有效！」但事實上答案是：不見得！**因為硫酸鹽葡萄糖胺雖然在台灣是藥品級，但鈉鹽含量高，高血壓、糖尿病、冠心病等高風險群都不適合使用**，且很多國外資料指出，鹽酸鹽基的葡萄糖胺吸收率比硫酸鹽基的葡萄糖胺更高。因此我認為，是否為藥品級並不重要，是否為「藥廠生產」才是品質關鍵。

近來市場上出現一種標榜「無鈉」的「無鹽基葡萄糖胺」（N-Acetyl Glucosamine），中文又叫做「乙醯葡萄糖胺」，不過它的主要功用在於保護胃和腸道內壁的黏膜組織，對退化性關節炎並沒有效果，買的時候可得多加注意分別。

安全性高，只有輕微副作用

葡萄糖胺和軟骨素原來就存在於人體，是人體每天會生產製造的必需營養素，因此一般認為服用此類產品的安全性相當高，即使服用過量，人體也會經由正常的代謝排出。許多國外的研究結果都顯示，長期（目前最長的研究是三年）服用對人體是安全的，雖然也有腸胃道不適、末梢水腫、心跳變快、噁心和嘔吐、頭痛或失眠等副作用的報告，但症狀並不嚴重。

補充禁忌 & 注意事項

◎避免與抗凝血藥物和降血壓藥物同時使用

葡萄糖胺和軟骨素與阿斯匹靈、抗凝血藥物（如warfarin、heparin）、抗血小板藥物（clopidogrel）、非類固醇消炎藥物（Ibuprofen、naproxen）同時使用時，會因藥物交互作用而增加出血風險，因此有服用這類藥物的患者，在服用前必須先與醫師討論。

◎懷孕期的婦女不建議服用

因為尚未進行致畸胎的臨床測試，對於胎兒的影響仍然不明，因此懷孕期的婦女不建議服用。

◎哮喘、腎臟病、心血管疾病患者，須經醫師同意服用

葡萄糖胺和軟骨素可能會引發哮喘。此外，有些葡萄糖胺的成分中含有鈉鹽或鉀鹽，對心臟或腎臟不好，所以哮喘、心血管疾病（如高血壓、心臟病）及腎臟病患者，必須諮詢過醫師才可服用。

怎麼吃最健康

一般飲食攝取	肉類、魚肉及豆類等蛋白質食物
保健食品補充	葡萄糖胺每日 1500 毫克，軟骨素每日 1200 毫克（註 2-37）
最佳攝取時間	飯前 15 分鐘

對象 感冒患者

功效 改善、治療感冒

國人最應補充的10大保健營養品

No 10 感冒剋星——紫錐花（Echinacea）（別名：松果菊）

基礎觀念 為什麼要補充「紫錐花」？

國人最應補充的十大保健營養品中最後一種，我推薦的是「紫錐花」；它與前面九項產品大大不同，既沒有多重功效，也並非可長期補充保健，入選的原因是有鑑於國人感冒頻率實在太高，因此我認為國人一定要認識並善用這個在歐美已暢銷數十年的產品。

紫錐花是北美地區治療感冒的第一防線

雖然對於台灣人來說，紫錐花是一個很陌生的草藥，不過在歐洲和美國，它可是最受醫生歡迎的草本藥物，以自然療法發達的德國為例，光一九九四年就有超過二百五十萬的醫生處方箋上出現了紫錐花萃取物，而北美地區更是把紫錐花當做感冒的第一治療防線。

紫錐花又稱為紫錐菊或松果菊，屬多年生草本植物，源於北美洲，是美洲印地安原住民用於治療感冒、喉痛及解毒止痛的傳統草藥，由於效果顯著，現已成為世界上最被廣泛採用於增強免疫系統的草本植物之一（註2-38）。其保健製品在近十年來，於美國天然植物藥銷售排名中一直名列前茅：一九九五、一九九八、一九九九年均排名第一，一九九六、一九九七年分列第二、四名，二〇〇〇年起至今皆排名前三名；而在歐洲，含紫錐花的製劑產品也連續數年占據年銷量第一的位置。

天然複方效果最好

紫錐花共有九種，其中含有比較多生理活性成分，且經常被拿來作為健康食品原料的有Echinacea purpurea、Echinacea angustifolia、Echinacea pallida三種。紫錐花所含的成分極為複雜，目前已被分離出來的成分就超過七十種，如多醣體、蛋白質、脂肪酸，維生素A、C、E等，其中又以僅存在E.Angustifolia品種中的紫錐花配醣體（echinacoside）最受矚目。不過研究也發現，分離出來的紫錐花配醣體，往往不如存在天然的效果卓越，主要是天然紫錐花的成分間具有很好的協同交互作用，因此分離出來的單一成分，反而遠不及多種成分同時存在的天然保健製品。

醫學實證 紫錐花的保健功效

紫錐花最主要的效果，就是改善並停止感冒。事實上我在寫這本書時，剛好也有幾次都差點感冒，我便拿出紫錐花服用，而它也的確沒讓我失望，每一次都成功為我化解危機，讓感冒病毒鎩羽而歸。

功效 改善、停止感冒

你一定有吃過感冒藥，但你知道嗎？目前全世界還沒發現安全而可以殺死感冒病毒的藥，那麼，人們感冒時吃的到底是什麼藥呢？其實醫生開的是改善症狀的藥，讓患者可以度過感冒病程。不過，藥物辦不到的，紫錐花卻辦到了！已有超過一千個雙盲對照研究證實，紫錐花可減輕感冒症狀並加速感冒痊癒（註 2-39、2-40）。

藥理上來說，紫錐花可透過免疫系統促進淋巴細胞活性，因此可預防感冒，並改善感冒症狀和縮短病程。在一項刊載於二〇〇〇年替代和補充醫學雜誌《The Journal of Alternative and Complementary》的雙盲研究，在感冒初期使用紫錐花茶，可有效改善症狀並減少感冒日數。此外在另一項由一百二十位已出現初期感冒症狀者所進行的研究中，更發現紫錐花可避免感冒症狀發展成「真正的」感冒，達到「停止感冒」的效果。

服用建議 紫錐花怎麼吃？

紫錐花可以在服用後快速刺激免疫系統的作用，使人體對抗病毒的能力在最短時間內被提升，因此紫錐花並不像一般的保健食品，必須長期中低劑量不間斷的服用，而是在「必要」的情況下才補充。除非反覆發作中耳炎的小朋友才需持續補充紫錐花。

「必要」時才吃

到底什麼時候才是「必要」時刻？簡單來說，就是一出現鼻塞、喉嚨痛、頭痛等感冒症狀時。臨床研究發現，紫錐花在感染症剛發生時就服用能發揮最大的效果，一旦感染現象非常嚴重時，其效果就會大打折扣了。另外一個必要補充的就是，當你身處可能遭感染的環境時，例如全家都感冒了，或是辦公室裡大家都在流鼻水、咳嗽時，服用紫錐花將可降低被感染的機率。

根據食品衛生管理法建議，紫錐花每日限量為九百毫克；不過由於紫錐花的安全性高，我搜尋了許多醫學資料，發現即使高劑量使用也沒有毒性反應報告，同時也沒有藥物交互作用，最多只有些許輕微的腸胃道症狀，所以當感冒症狀出現時，大可放心服用。此外，一般感冒大約只需連續服用五至七天即可，但如果已連續服用兩週，則必須至少停服一週之後再續服，才能發揮最佳的免疫提升效果。

怎麼吃最健康

一般飲食攝取	紫錐花，一般多做成茶包或飲品
保健食品補充	每日限量 900 毫克
最佳攝取時間	必要時才吃，最好空腹或飯前服用

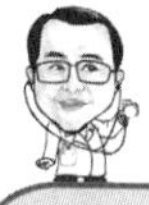

江醫師小叮嚀

補充禁忌 & 注意事項

◎自體免疫疾病患者須經醫師同意才可服用

患有自體免疫性疾病（如第一型糖尿病、甲狀腺疾病、紅斑性狼瘡、類風濕性關節炎）或系統性疾病（如結核病、多發性硬化症、愛滋病等）的病人，則必須遵照醫生的指示服用。

◎可能會有過敏反應

極少部分的人會產生過敏反應，如紅疹、發癢、紅眼、腹瀉、嘔吐、頭暈、流鼻水等等，若有過敏反應，便必須立即停止使用。

參考文獻

註 2-1. Clin Exp Allergy. 2004;34:1237-1242.

註 2-2. Obstet Gynecol Surv. 2004;59:722-30.

註 2-3. Child Dev. 2004;75:1254–1267.

註 2-4. Hall MN, Cancer Epidemiol Biomarkers Prev. 2008;17:1136-1143.

註 2-5. Norrish AE, Br J Cancer. 1999;81:1238-1242.

註 2-6. Emsley R, Am J Psychiatry. 2002;159:1596-1598.

註 2-7. Deutch B, Nutr Res. 2000;20:621-631.

註 2-8. Spermatozoa require a high PUFA content to provide the plasma membrane with the fluidity essential at fertilization.

註 2-9. Voigt RG J Pediatr. 2001;139:189-196.

註 2-10. Domrongkitchaiporn S, Kidney Int. 2004.

註 2-11. Zittermann A, Br J Nutr. 2003;89(5):552.

註 2-12. Bischoff HA et al. Histochem J. 2001;33:19.

註 2-13. Zitterman et al, J Am Coll Cardiol. 2003;41:105.

註 2-14. Hyppönen et al, Lancet 2001;358:1500-1503.

註 2-15. Pittas, et al. 2006.

註 2-16. Wactawski-Wende J, et al. New Engl J Med. 2006; 354:684-96.

註 2-17. Al Faraj, Al Mutairi. Spine 2003;28(2):177.

註 2-18. Gloth et al, J Nutr Health Aging. 1999;3(1):5.

註 2-19. Johnson, Willis. Med J Aust. 2003;178(9):467.

註 2-20. Huisman et al, J Rheumatol. 2001;28(11):2535.

註 2-21. Mahon, J Neuroimmunol. 2003;134(1-2):128.
註 2-22. Hamidah A, Pediatric Blood & Cancer. 2009 Jan;52(1):70-4.
註 2-23. Hirahashi T, International Immunopharmacology. 2002 Mar; 2(4):423-34.
註 2-24. Park HJ, Annals of Nutrition & Metabolism. 52(4):322-8.
註 2-25. Lee AN, Archives of Dermatology. 2004 Jun;140(6):723-7.
註 2-26. Phytomedicine. 2002; vol.9: p85-92.
註 2-27. Nagata C, Journal of Epidemiology. 2010 Mar 5;20(2):83-9.
註 2-28. Published in Exp Eye Res. 2006 December.
註 2-29. The Alpha-Tocopherol, Beta-Carotene Prevention (ATBC) Study
註 2-30. Sabichi AL et al, CCR. 2006.
註 2-31. Peters et al, CEBP. 2006.
註 2-32. 1Shamberger, CRC Crit Rev Clin Lab Sci 1971;2.
註 2-33. Yu SY, Biol Trace Elem Res. 1997;56:117-124.
註 2-34. Archives of Internal Medicine. 2010 Feb 8;170(3):256-61.
註 2-35. Clegg, D. O. et al, the New England Journal of Medicine.2006 Feb.
註 2-36. Tindall EA et al, Clinical Therapeutics. 2002 Dec;24(12):2051-63.
註 2-37. Arch Intern Med. 2003;163:1514-1522
註 2-38. Percival, SS Biochemical Pharmacology, 2000;60:155-158.
註 2-39. Schulten B, Arzneimittelforschung. 2001.
註 2-40. Goel V, Phytother Res. 2005.

Part 3

【對症篇】

江醫師獨家保健秘訣

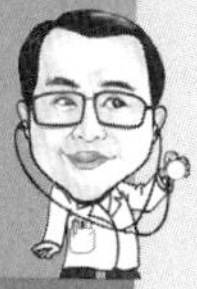

現代人擔心的疾病越來越多，躲得了癌症躲不了心血管疾病，
躲得過心血管疾病，可能還有代謝症候群的困擾。
與其消極的等生了病再說，倒不如積極預防疾病找上門，
而預防的最好方法就是——吃對營養保健品，提供身體最佳防護！
接下來，我將針對國人最關切的十二大健康問題，
提供獨家的保健秘訣，幫助你遠離疾病威脅。

國人最關切的12大健康問題

在前面的篇章中，我詳細解說了國人最需補充的十大營養保健品，相信這些說明可以幫助你對坊間的產品有更進一步的認識，知道如何補充最適合自己健康需求的保健品，同時也能夠減少許多不必要的浪費。然而，我相信還有許多讀者希望可以更快速針對自己的症狀需求來補充營養品，因此在本篇章中，我將針對國人最關切的十二大健康問題，介紹最有功效的營養保健品，幫助各位迅速重整身體機能，找回真正健康。

特別要說明的是，本篇所列舉的十二項「國人最關切的健康問題」，是參考衛生署歷年公布的國人十大死因調查與財團法人食品工業發展研究所於二〇〇六至二〇〇八年進行的「台灣消費者關心之健康課題」調查後，從中篩選出癌症、心臟病（心血管疾病）、糖尿病、高血壓、肥胖以及高血脂（心臟血管疾病與腦血管病變），另外再加上我身為醫師的臨床觀察，列舉出每位女性都會面臨的更年期障礙、男性無法啟齒的性功能障礙、高齡化社會所引發的退化性關節炎、骨質疏鬆症、帕金森氏症和阿茲海默症（俗稱老人癡呆症），以及因高度近視導致黃斑部病變年輕化的視力問題等。

至於國人最關心的肝病及腎臟病問題為何沒有列入呢？主要是因為目前國內的營養保健品中，並沒有任何一項改善肝病或腎病的有效成分已經過人體對照雙盲研究，雖然有些已經過動物實驗或細胞學實驗，但我認為，人體和動物的差別其實很大，因此把這些只經由動物實驗證實的產品用在人體上，不僅效果需要存疑，而且還有很大隱憂。至於國家頒發的肝臟健康食品認證的那些產品呢？健康食品認證只需用動物實驗，而且絕大多數保肝認證都是使用四氯化碳肝毒性模型，但是四氯化碳引起的肝毒性，跟國人主要肝病的來源B、C肝肝炎病毒帶原引起的肝傷害、肝硬化或肝癌的形成，實在是風馬牛不相及也。我個人是很懷疑這些所謂健康食品認證的意義。畢竟有很多動物可食用的成分，對人體來說也許具有毒性，反之亦然，就像人生病了不會去看獸醫，寵物生病了一般醫師恐怕也束手無策，因此本篇將略過肝病和腎臟病，暫時不予以討論。

減少毒害，是保護肝腎的不二法門

其實防治肝病和腎臟病並沒有想像中困難，只要從飲食、環境和生活習慣著手，別再毒害這些器官就行了。以肝臟為例，它是解毒器官，只要不毒害它，它就能終其一生維持良好機能，不會隨年齡老化而衰竭，就算已經受了些傷害，只要避免繼續毒害，也都能保持現有機能而不會繼續惡化。簡單來說，就像B型肝炎患者，雖然肝臟已受病毒侵害，但只要飲食、環境和生活習慣得以控制，它就不會轉變成猛爆型肝炎或肝癌（但如果是其他部位的癌細胞擴散則例外）。

至於腎臟，的確會因長期排毒而導致功能隨年齡降低，就像下水道，久了會塞住一樣。但身為腎臟科醫師，我必須坦白告訴你，目前並沒有任何辦法可以改善、預先保護或對於腎功能有保健作用。這也是我想透過本書提醒各位讀者，只要買對、吃對營養保健品，不但可以降低許多疾病的發生率，也能降低因誤吃有毒保健食品對腎臟產生的傷害。

【江醫師悄悄話】

適量喝咖啡，可預防肝硬化

很多人都認為咖啡有害健康，其實要看你怎麼喝。事實上，適度飲用咖啡，不但能預防肝硬化，防治肝癌的效果甚至比得上目前抗B肝、C肝的特效藥呢！因此我建議一天不超過四杯（二百四十C.C.），因為超過四杯會稍增加膀胱癌的機會，並選擇美式、義式的沖泡方式，較能萃取出對肝有益的活化物質，而飲用經虹吸、冰滴法過濾的咖啡，效果則相對較差。但我並不鼓勵飲用去咖啡因的咖啡，除非是採取瑞士水去咖啡因法或二氧化碳流體去咖啡因法的無咖啡因咖啡，否則目前大多產品仍用有機溶劑來去除咖啡因，而這些有機溶劑並無法百分百去除，因此對身體反而更有害，不得不慎。

喝咖啡另一個隱憂是咖啡裡面含有的咖啡醇會升高血中膽固醇，破解的方法是使用濾紙過濾，不過再次提醒讀者，濾紙不要買漂白的，因為研究發現，漂白過程中產生的微量戴奧辛會引起使用者乳癌機會的增加。

國人最關心的健康問題

No 1 癌症

有多嚴重 連續30年蟬聯10大死因榜首

國人最關切的健康問題，我想排名第一的非癌症莫屬，畢竟它已經連續蟬聯台灣十大死因榜首三十年，不僅每年耗費約四百五十億的醫療資源，而且死亡人數更是年年攀升。從近五年衛生署統計資料可以看出，二〇〇六年國人因癌症死亡人數為三萬七千九百九十八人，二〇一一年卻爆增至四萬二千五百五十九人，平均每四人便有一人罹癌，這樣的高比例倘若再不積極改善，未來台灣罹癌人數恐怕還會持續增加。而根據研究，癌症的發生其實和飲食還有環境大有關係。

養成少肉多蔬果的防癌飲食習慣

事實上，台灣人的飲食習慣的確不好，而且許多食物受到污染，光是魚貨遭受污染的新聞便已不勝枚舉，例如黃魚添加了工業色素、一成吳郭魚驗出致癌禁藥、金線魚添加致癌甲醛等，如今又開放美牛進口，豈不是雪上加霜？先前我在檢驗美國牛肉時，便發現這些進口牛肉不但有荷爾蒙，還有致癌受體素。畢竟進口產品這麼多，政府怎麼可能都一一檢驗呢？既然環境污染與政府決策我們無力改變，那麼只能退而求其次，更謹慎的挑選食材、並養成少肉多蔬果的防癌飲食習慣，以行動來捍衛自己的健康。

預防才能真正抗癌

此外我要強調，癌症的防治不能過分依賴癌症的早期篩檢。臨床醫學統計顯示，早期篩檢只有對少數癌症，如口腔癌、大腸癌、子宮頸癌、乳癌和肝癌的防治確實有效，但對攝護腺癌、肺癌、卵巢癌和皮膚癌患者的存活率，卻沒有任何幫忙。事實上，大部分的早期篩檢並不能降低病人的死亡率，提早知道罹癌只會讓病人有更多恐懼與折磨。再說，有些使用X光的篩檢項目（如電腦斷層），甚至會為受檢者帶來罹患癌症的風險。我的意思並不表示不用定期篩檢，我要強調的是「不能過分依賴」，檢查只是為了幫助你確實掌握自己的健康狀況，而不能避免癌症的發生，想要避免癌症上身，最有效的方法還是「預防」。

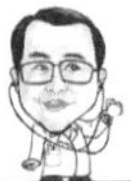

江醫師小叮嚀

不可不知的防癌十大守則

一、**入口要小心，多吃無毒好食物。**請盡量吃經過嚴密檢驗，證實無污染物、添加物的食物。

二、**避免吸入毒氣，打造乾淨好空氣。**機車族及孕婦必要時請戴口罩，隨身用品等不要使用化學合成的芳香劑，居家裝修最好是使用綠建材，並經檢驗證實健康安全。

三、**拒絕香檳酒（香菸、檳榔、酒）。**香菸、檳榔、酒是致癌的危險因子，容易誘發肺癌、口腔癌、大腸癌等。

四、**預防及治好可引起癌症的感染。**徹底根治Ｂ、Ｃ肝炎以預防肝癌，治療幽門桿菌防治胃癌，施打人類乳突病毒疫苗（ＨＰＶ）預防子宮頸癌，使用保險套預防愛滋病等。

五、**五蔬果不夠，每天要八蔬果。**過去五分蔬果就能讓人癌症減少，而今由於地力耗盡，種出來的作物營養成分不高，因此現代人需要八分蔬果。

六、**養成運動習慣，控制體重。**運動可以預防癌症，主要原因是降低性荷爾蒙分泌，當然還可以控制體重，而肥胖也是致癌因子。

七、**多吃防癌食品。**例如茶、魚、薑黃、蒜頭、蘿蔔、花椰菜等十字花科蔬菜，以及多補充硒、鈣、維生素Ｄ。

八、**避免有害能量**，例如放射線、低頻電磁波等。

九、**排泄要順暢**。多喝水避免膀胱癌，多攝取纖維素高的食物，減低便秘來避免大腸癌。

十、**避免致癌的食物、藥物**。避免吃大量的牛奶、大量的紅肉，非必要的抗生素，以及馬兜鈴科中藥等。

抗癌、防癌保健食品

近年來已有許多癌症的人體對照雙盲研究指出，適當補充一些保健食品，不僅能幫助我們遠離癌症魔掌，甚至能幫助癌症患者對抗癌症。接下來，我將告訴你哪些保健食品可以抗癌，以及應該吃多少？怎麼吃？教大家如何輕鬆吃出抗（防）癌力！

硒 抗癌之王

先前在Part2「國人最應補充的十大保健營養品」中提到，硒能組成各種穀胱甘肽過氧化酶，進而達到活化免疫系統、防治癌症的功效，尤其在攝護腺癌、大腸癌、肺癌效果更為顯著，抗癌效果甚至被譽為「抗癌之王」；而我綜合了至少十二篇人體雙盲的研究後，也認為硒確實可以降低癌症的發生率（註3-1～3-5）（詳見【Part2 硒的保健功效】第一四五頁）

硒分成有機硒與無機硒兩種，不論哪一種，進入人體後的消化吸收度皆很相近，因此不必特別介意；如果要攝取硒的營養補充品，建議劑量為每日二百至三百微克。

維生素D　超級營養素

維生素D近年來被各界譽為「超級營養素」可不是浪得虛名，已有多項人體對照雙盲研究證實，維生素D可以促進細胞凋亡，防止癌細胞的增生與擴散，在癌症預防上扮演著關鍵性的角色（註3-6～3-22）（詳見【Part2 維生素D的保健功效】第一零六頁）。

人體獲取維生素D最簡單的方式就是曬太陽，而且最好曬中午的太陽，因為中午的紫外線UVA和UVB比例最好，能使人體獲得最多的維生素D，但又最不容易導致皮膚癌；大約曬十至十五分鐘就能獲得一天所需的維生素D，但記得別塗抹防曬品，否則會影響維生素D的生成。

雖然日曬就能獲取維生素D，但全球各地研究皆顯示，現代人明顯日曬不足，因此建議還是要適當補充，在劑量上，建議嬰幼兒每日一千國際單位、兒童每日二千國際單位、成人每日二千至四千國際單位、妊娠及哺乳期婦女每日四千國際單位。

綜合維生素 成人最好每天一顆

其實不只維生素D在癌症預防上扮演著關鍵的角色，整個維生素家族都具有一定的防癌效果，連哈佛醫學院教授也都建議成人每天最好吃一顆綜合維生素（詳見【Part2 綜合維生素的保健功效】第六九頁）。至於成員眾多的維生素家族中，到底哪些最有防癌效果呢？主要是以下幾種：

◎維生素C

可預防結腸癌、喉癌、食道癌、膀胱癌、子宮頸癌、直腸癌、乳腺癌和肺癌（註3-23～3-28）。

◎維生素B_6

多攝取可以降低三十四％大腸癌的發生率，特別是有飲酒習慣的人效果更好，可降低七十二％（註3-29）。

◎**葉酸**

哈佛大學一項護士研究，追蹤九萬名護士長達十五年，證實每天攝取四百微克的葉酸，可以降低七十五％大腸癌的發生率（註3-30）。

◎**維生素A**

哈佛護士研究發現，多吃維生素A可以降低乳癌的發生（註3-31）。

異黃酮素　預防乳房與子宮的癌變

異黃酮素就是俗稱的大豆異黃酮，是一種植物性雌激素，通常用於女性更年期的症狀改善，但其實它還可降低癌症的發生，尤其是乳房與子宮相關的癌病變（詳見【Part2 大豆異黃酮的保健功效】第一二六頁）。

至於坊間流傳乳癌患者攝取大豆異黃酮，容易導致乳癌復發的說法，許多醫學研究已證實恰恰相反。以二〇一一年四月美國納什維爾範得比爾大學醫學中心公衛系蘇教授發表的新研究為例，蘇教授在綜合了三個乳癌研究、共九千五百一十五位乳癌病患，平均追蹤七．四年後發現，吃最多黃豆食物的患者（每天一杯豆漿或半塊豆腐），比起吃最少黃豆的患者，降低了三十五％的乳癌復發率。由此可證，乳癌患者不但不會因為吃大豆或大豆異黃酮而增加乳癌復發的機會，反而會降低復發率。

因此我建議最好可以用飲食搭配異黃酮素營養品的方法，不分族群每日攝取五十至二百毫克。

人參 生藥草的防（抗）癌效果較佳

一般市面上的人參有三種，分別是：亞洲或韓國人參（Panax Ginseng）、美國人參或花旗參（Panax Quinquefolius），以及西伯利亞人參（Eleutherococcus Senticosus）。事實上西伯利亞人參並不是真的人參，它的種名和前二種我們熟知的人參不同，也不具有人參的效果。

人參為中藥補品之王，常是許多病人補身益氣的首選，不過對於癌症病患來說，是否適合以人參進補來增加免疫力、改善病情，一直備受爭議。大多數的人都認為，癌症患者不能使用人參，否則會「養大」癌細胞。不過，南韓卻有人體試驗證實，人參具有防癌、抗癌效果。研究中，受試者為一九八七至一九九一年間共四千五百八十七位三十九歲的男性和女性，他們皆規律的攝取人參，然後將受試者和一般人（相似的性別、年齡、酒精攝取、抽菸習慣、教育程度及社經地位）做比較，結果發現攝取人參可降低六十%癌症的死亡率，肺癌和胃癌的發生率也降低，換言之，攝取的人參越多，預防癌症的效果越好。

人參皂苷（ginsenosides）被認為是人參中的活性成分，不同皂苷具有不同的作用，可惜的是，當今的科學知識仍無法指出在哪一種情況下適用哪一種人參皂苷，因此不同皂苷混合服用，會具有較好的效果；至於攝取量，建議每日可攝取一至二公克的人參生藥草，或每日二百毫克含有四%至七%人參皂苷的萃取物，同時在連續攝取兩、三週的人參後，休息一、兩週效果較好。但選購人參生藥草時要注意，**曾有研究發現，五十%的吉林人參含重金屬，最好避免選購**。

值得注意的是，由於使用人參可能會產生乳房壓痛、停經後陰道出血及經期不正常等情形，目前雖然原因不明，但仍建議**罹患乳癌的女性避免使用人參產品**；動物實驗也發現，若餵予懷孕中的動物人參，會造成胎兒缺陷，因此為安全起見，提醒**孕婦和哺乳中的婦女也不可服用**。

另外，糖尿病、高血壓患者，必須在醫師的監督之下使用人參，尤其人參和降血壓藥合併使用時，可能會導致躁症發作，應特別注意。還有，服用過多人參，可能會導致失眠、血壓升高、心跳加快的情形，也要特別留意。

綠茶 每天10杯有助防癌

茶在防癌和抗癌的效果，已連連獲得證實。中國在二〇〇四年發表的一份研究也指出，中國東南沿海攝護腺癌的發生率，會隨著喝茶的次數、時間、總量的增加而減少（註3-32）；美國亞利桑納的研究證實，喝茶可以降低皮膚的鱗狀上皮細胞癌達六十七％；加拿大一項一千二百五十四人的對照研究中，每天喝五百C.C.以上的茶，可以降低三十％攝護腺癌。

但並不是所有的茶都一樣有防癌、抗癌的效果。二〇〇一年，日本學者井上調查四百七十二位第一期及第二期乳癌患者，發現喝茶較多的復發較少；然而美國、荷蘭、義大利的研究卻指出，喝茶與乳癌的發生無關（注意：此三國喝的是紅茶）。此外，綠茶在多篇中國及日本的研究中證實可以降低大腸直腸癌（註3-33），但荷蘭的研究卻發現，紅茶的攝取無益於大腸癌的預防。

因此，當我比較綠茶和紅茶的成分差異時，發現**綠茶含有豐富的茶多酚，因此防癌、抗癌效果也較為顯著，不過要注意不可加牛奶，因為茶多酚一旦與牛奶結合便會失去效果**。另外，茶多酚也容易與鐵結合，因此孕婦、貧血及缺鐵的人，都不適合喝太多茶，否則非但無法防癌，還會使缺鐵、貧血的狀況更加嚴重。

至於紅茶的茶多酚雖低，但也不是完全沒有防癌、抗癌效果。學者曼德哈羅斯（Mendilaharsu）以八百五十五位抽菸的男性為研究對象，發現每天喝二杯以上的紅茶，可以降低六十六%的肺癌。但要特別注意的是，只有熱紅茶有效，冰紅茶則無效。

因為重度發酵的紅茶、鐵觀音茶，茶多酚會受到破壞，因此防癌、抗癌效果不及綠茶、烏龍茶好，但**無論是綠茶或紅茶，最好的飲用方式就是熱水沖泡飲用，且在飯後喝最好；因為熱茶的茶多酚含量會比冷泡茶多**，而飯前飲用則容易導致短暫的血壓升高；飯後飲用反而會導致血壓輕度下降。

喝茶可以防癌，但究竟要喝多少才有效果呢？根據一九九七年日本學者今井追蹤八千五百五十二位日本成人長達九年發現，每天喝綠茶超過十杯的婦女，得到癌症的年紀較晚，而且降低四十三%罹癌的機會，所以不妨把綠茶當作日常飲料，每天喝十杯都沒關係（目前國外已有膠囊型綠茶保健食品）。

大蒜素 防癌潛力食材

大蒜是一種普遍使用的食材，也是烹調上重要的香辛料，但大蒜除了眾所熟知的調味用途外，更被美國國家癌症組織列為最具保護身體健康潛力食物之一（註3-34）。早在一九八六年，愛荷華州一項四萬一千八百三十七名婦女、追蹤四年的大規模研究，便發現常吃大蒜的女性，可以減少三十％罹患大腸癌的比率，且迄今為止，世界各地至少有三千分刊物，公開推崇大蒜對健康益處；從一九九七年起，大蒜素更成為美國家庭使用的熱門補充品。

「大蒜素」（allicin）是大蒜發揮效用的主要活性成分，也是大蒜特有辛辣味及刺激味的來源。大蒜被攪碎後，存在於大蒜中的酵素會釋放出來，將大蒜中的原有成分「蒜胺酸」（又稱 alliin）轉變為「大蒜素」。由於「大蒜素」不穩定，因此很容易轉變為其他含硫成分，如二丙烯基硫化物（Diallyl Sulfide, DAS）、二丙烯基二硫化物（Diallyl Disulfide, DADS）等，這些含硫成分可直接損壞腫瘤細胞、抑制腫瘤細胞生長，同時刺激肝臟及直腸某些酵素的活性，具有降低致癌物毒性的解毒作用。此外，它還可以直接抑制腫瘤細胞的代謝，刺激宿主的免疫反應，並抑制致癌物所引發的細胞轉型作用，與減少致癌物亞硝胺的形成。

而且大蒜副作用不多，最多只是輕微胃部不適和過敏反應，比較讓人難以接受的是它的氣味，不僅吃了會有口臭，且吃多了也會影響體味。至於吃多少才能達到保健效果，綜合許多研究報告，每人每天食用五公克的新鮮大蒜（約一瓣大蒜），或每天食用至少三百毫克的大蒜膠囊，就可產生一定的保健效果。

番茄紅素 抗氧化能力佳

茄紅素（lycopene）又稱作番茄紅素，具有極佳的抗氧化能力，可增強人體免疫力，消除造成人體疾病和老化的元兇自由基，防止因自由基作用所造成組織病變癌化，並可抑制癌細胞的增生與擴散。

美國研究發現，吃高番茄紅素的食物（一週七次：一週二次），可以降低五十%的癌症（胃癌、大腸直腸癌、胰臟癌、肺癌、卵巢癌）發生率[註3-35]；一項由美國數個大學與醫學中心的共同研究發現，每日口服三十毫克番茄紅素（實驗組）三週，可以使血漿中攝護腺特殊抗原（PSA）濃度下降十八%，未食用番茄紅素者（控制組）則增加十四%，且控制組有八成病人受到癌細胞侵犯，但是實驗組僅有二成病人，由此顯示，補充番茄紅素能抑制攝護腺癌細胞的生長[註3-36]。義大利男性罹患攝護腺癌的比例為全球最低，推估也與義大利料理中廣泛使用番茄有關。

茄紅素一般存在番茄、紅辣椒、西瓜、芭樂、木瓜、杏仁、茄子、紅肉葡萄柚、櫻桃、李子、甜椒等紅橙色蔬果與其製品中。越成熟及色澤越紅的番茄，茄紅素含量越高。由於茄紅素屬脂溶性物質，而且穩定性好，所以不像維生素C等營養素會因烹調而流失，反而因烹煮破壞番茄的細胞壁和組織，會釋放更多的茄紅素，因此義大利料理常用的番茄糊，茄紅素濃度最高，其次是罐裝義大利麵醬，番茄醬第三，番茄汁第四，濃縮番茄湯第五，生番茄反而敬陪末座（見表三－一）。唯一要注意的是，加工處理的番茄製品，多半鹽分及熱量都偏高，選購時要特別留意。

攝取劑量方面，建議每人每日攝取大約二十五至三十毫克的茄紅素，或二至三個大番茄、一瓶市售二百五十毫升的番茄汁即可。

藍藻 對抗口腔癌

藍藻又稱螺旋藻，除了是營養價值極高的「超級食物」，同

表 3-1　茄紅素含量排行榜

排行	品名	每 100 公克食物中的茄紅素含量
1	番茄糊	42.2 毫克
2	義大利麵醬	21.9 毫克
3	番茄醬	15.9 毫克
4	番茄汁	9.5 毫克
5	濃縮番茄湯	7.2 毫克
6	粉紅番石榴	5.4 毫克
7	西瓜	2.3 ～ 7.2 毫克
8	粉紅色葡萄柚	4.0 毫克
9	番茄	0.88 ～ 4.2 毫克

說明：義大利料理常用的番茄糊茄紅素含量居冠。

時在口腔癌的防治上也頗具功效。台灣的檳榔文化，使得口腔癌的發生率節節升高，對於常吃檳榔又擔心口腔癌的人，我認為攝取藍藻是有益的（註 3-37），不過要持續吃，且成人每日劑量至少五公克。儘管如此，我還是要苦口婆心的提醒各位讀者，雖然有藍藻的保護，但檳榔畢竟是致癌物，最好還是戒掉。

CoQ10 避免自由基

CoQ10 也是強力的抗氧化劑，其抗氧化功能是維生素E的四十倍。二〇〇五年研究顯示，CoQ10 可增加腺甘三磷酸（Adenosine Triphosphate, ATP）合成，減少體內自由基，使細胞充滿能量並保護細胞膜的完整，防止組織細胞內過多的氧化物質老化，或避免自由基攻擊細胞導致癌化；此外，二〇〇九年國際醫學研究雜誌《The Journal of International Medical Research》一項研究更指出，CoQ10 還可增加癌症病人的存活率（註 3-38）。

我們每天食用的食物中便含有 CoQ10，只不過含量極少（三十毫克 CoQ10 等於九百七十克牛肉，等於四百七十公克沙丁魚，等於四．五公斤綠花椰，等於十三公斤雞蛋），所以若想達到預防保健效果，就必須額外補充。

由於 CoQ10 屬脂溶性營養素，建議分次於三餐飯後服用。各國對於 CoQ10 的每日食用劑量標準各有不同，台灣衛生署規定每日不超過三十毫克，國際 CoQ10 協會與日本 CoQ10 協會建議每日不超過三百毫克。不過在臨床研究顯示，心臟異常者每日應服用一百至二百毫克才有明顯效果。事實上，CoQ10 的安全性極高，研究顯示，每日補充二百毫克十二個月或一百毫克長達六年，都沒有嚴重的副作用產生。只不過要特別注意，CoQ10 具有促進凝血之藥理性質，與抗凝血劑會出現交互作用，所以血栓病患應避免同時使用抗凝血劑與 CoQ10，以免造成不良效應。

鈣 可降低大腸癌的發生率

鈣不僅是維持骨骼健康以及人體正常生理機能的重要元素，在預防大腸癌也有可見效果。美國流行病學雜誌《American Journal of Epidemiology》一九九六年發表的一篇研究論文表明，鈣的攝取可以降低大腸癌；國立癌症研究所雜誌《J Natl Cancer Inst》於二〇〇七年研究更發現，在持續補充鈣一段時間之後，即使停止服用，仍可持續降低大腸癌的發生。在攝取劑量方面，各年齡層的每日建議攝取量皆有不同（詳見【Part2 表二—十二】第一零一頁），惟每次不宜超過五百毫克。

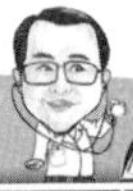

江醫師的保健處方箋

營養補充品	保健效果	建議劑量	注意事項
硒	各種癌症，尤其是攝護腺癌、大腸癌、肺癌，效果更為顯著	每日 200 ～ 300 微克	
維生素 D	各種癌症，尤其是大腸癌及乳癌	嬰幼兒每日 1000 國際單位、兒童每日 2000 國際單位、成人每日 2000 ～ 4000 國際單位、妊娠及哺乳期婦女每日 4000 國際單位	
綜合維生素	各種癌症	複方配方（詳見【Part2 綜合維生素怎麼吃？】第 73 ～ 76 頁）	
異黃酮素	乳房、子宮相關癌症	每日攝取 50 ～ 200 毫克	
人參	除乳癌外的各種癌症	每日 200 毫克含有 4% ～ 7% 人參皂苷萃取物，或 1 ～ 2 公克的人參生藥草	1. 孕婦、哺乳婦女不宜 2. 與降血壓藥合併使用可能引發躁症
茶	各種癌症	無須特別補充綠茶碇，每日 10 杯綠茶即可	
大蒜素	各種癌症	每日食用 300 毫克的大蒜粉末或 5 公克的新鮮大蒜（約一瓣大蒜）	容易有口臭、體味
番茄紅素	各種癌症	茄紅素 25 ～ 30 毫克，或 2 ～ 3 個大番茄，或一瓶市售 250 毫升的番茄汁	
藍藻	口腔癌	成人每日 5 公克	
CoQ10	各種癌症	台灣衛生署規定每日不超過 30 毫克（這個標準遠比最早研究 CoQ10 最多的日本低很多）	與 warfarin 抗凝血劑會出現交互作用
鈣	大腸癌	各年齡層的每日建議攝取量皆有不同（詳見【Part 2 表 2-12】第 101 頁），惟每次不超過 500 毫克	

國人最關心的健康問題

No 2 心臟病

有多嚴重 數十年來國人十大死因前五名

台灣從農業社會轉型至工商社會，生活越富裕，國人也越長壽，不過也造成許多文明病纏身，而其中影響範圍最廣的，就是心臟病。心臟病高居國人十大死因前五名已連續數十年，只要稍加留意，每個人周遭一定有必須定期回診吃藥的心臟病患，其嚴重性連國際知名雜誌《讀者文摘》，都曾以「心臟病橫掃亞洲」為題，指出這個可怕的趨勢。

醫學上還未能確實心臟病的成因，但已經發現一些相關要素，包括：膽固醇過高、高血壓、糖尿病、肥胖、抽菸、生活緊張導致心律失常、內分泌失調等。由於心臟病的死亡率高，因此一旦確診患有心血管疾病，或有其他三高問題，便應該特別注意生活與飲食的控制，以免後悔莫及。

防治心臟病的營養保健品

以下是我為大家整理出來、經人體對照雙盲研究證實，有益於心臟病防治的營養補充品。不過我要再次提醒，通常心臟病、高血壓、高血脂等慢性病患者，都會遵循醫囑服用藥物，有些藥物本身的作用或副作用，會與你服用的保健食品產生化學變化，因此服用前一定要養成先詢問醫師的習慣，以免引發副作用。

魚油 心血管守護者

富含Ω３多元不飽合脂肪酸的魚油，能減少血中的三酸甘油脂，並使血管更有彈性，對心臟病具有很好保護功效；且Ω３多元不飽合脂肪酸除了可以降低膽固醇來控制改善心血管疾病外，同時也能穩定心跳，降低因心律不整猝死的危險。另外，還能降低血脂肪、穩定血糖。還有，魚油對大腦細胞、其他慢性病甚至癌症也都有很好效果，因此是我最推薦的營養補充品，連我自己也是每天四顆魚油。

一般來說，Ω３多元不飽合脂肪酸在深海魚中含量最豐富，這也是愛斯基摩人心臟病罹患率極低的原因。目前市售魚油的Ω３多元不飽合脂肪酸含量從三十至六十％不等，提醒購買時要注意ＥＰＡ、ＤＨＡ的比例。**一般來說成人用的魚油，**

圖 3-1 CoQ10 在人體內隨年齡而遞減

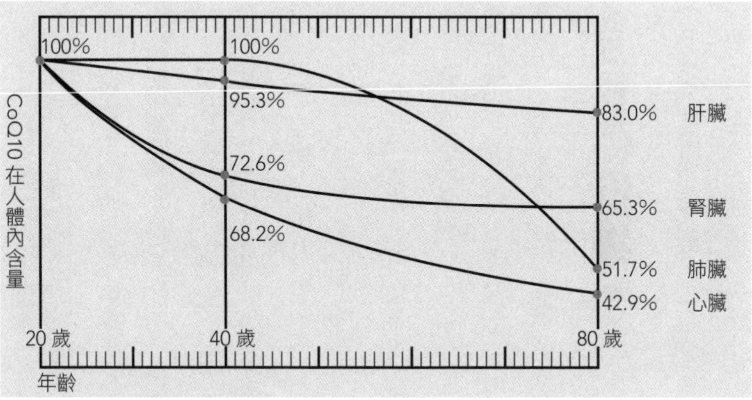

資料來源：國際輔酶 Q10 協會

說明：CoQ10 存在人體各器官內，會隨年齡增加而遞減，其中又以心臟減少比率最為明顯，從 20 歲 100%，40 歲時已減少至 68.2%，80 歲更只剩 42.9%。

EPA及DHA的比例應接近一：三，二歲以下的孩童則應接近一：六；在攝取劑量方面，需留意每顆魚油中的DHA加EPA含量，一般成人每日三百至五百毫克的DHA加EPA，如果為心臟病患，DHA加EPA則增加至每天一公克。

CoQ10 保護心臟功能

CoQ10存在於體內的每個細胞中，其中又以心臟、肝臟和腎臟的含量最高。研究指出，人體中的CoQ10含量約在二十歲達到高峰，之後逐年減少，到八十歲時約只剩四十二．九％（見圖三－一），而當CoQ10含量只剩下二十五％時，心臟則停止跳動。

CoQ10可在粒腺體內膜協助電子傳遞，以輔助粒腺體中能量物質ATP產生，讓細胞能量供應系統能快速運作，並且穩定細胞膜結構不受電子或高能量物質的傷害，同時具有抗氧化和細胞膜穩定作用，能改善心肌代謝，達到保護、修復線粒體膜磷脂損傷作用，進而保護心肌、改善心臟功能。

臨床案例上，發現許多心臟病患者在服用CoQ10後，病情出現戲劇化的改善效果。一九九四年雙盲隨機研究，受試者每日食用一百五十至二百毫克的CoQ10，連續食用五至七天（共食用一千毫克），發現CoQ10可顯著提升細胞活性、細胞膜安定性及心肌衰弱者之氧化負荷量。另一項雙盲對照研究發現，每日食用CoQ10一百毫克，可顯著改善心室收縮功能、提升心肌組織能量代謝（註3-39）。

在服用劑量與注意事項方面，台灣衛生署建議每日不超過三十毫克，於三餐飯後服用；此外，因CoQ10有促進凝血的特性，與抗凝血劑warfarin會出現交互作用，所以血栓病患應避免同時使用抗凝血劑與CoQ10，以免造成不良效應。

番茄紅素　減少血栓

番茄紅素在醫學上有許多功效，如降低血小板的活性，減少血栓、心臟病和中風的發生；甚至可以防止壞膽固醇氧化，減少血管阻塞而造成高血壓的機率。

我建議每人每日攝取大約二十五至三十毫克，相當於一瓶市售的番茄汁（二百五十毫升）或二至三個大番茄。但其實番茄紅素並不只存於番茄裡，西瓜、葡萄柚、芭樂、木瓜、紅椒等蔬果也都含有豐富的茄紅素。此外，不同於其他的營養素會在烹煮的過程中流失，番茄的食品加工反而會提高茄紅素的生物利用度，例如番茄醬就比生鮮番茄高了四倍，這也是義大利人比較少罹患攝護腺癌和心臟病的主因。

甘蔗原素 降低膽固醇

心血管疾病與高血脂有密切關連，古巴的國家科學研究發展中心從甘蔗的葉子和表皮中萃取的甘蔗原素（policosanol），能在短短八個星期內，達到改善膽固醇的效果，因此也能有效減少心血管疾病的發生率。可惜甘蔗原素的人體研究都來自同一團體，不免讓人質疑。

建議於晚餐後服用，每天五至十毫克即可達到效果；懷孕的婦女不建議服用甘蔗原素，因為膽固醇以及其相關的新陳代謝對胎兒的成長仍有必要。此外，十二歲以下的兒童也不建議服用甘蔗原素，因為甘蔗原素對兒童的療效尚未確定。甘蔗原素具有抗凝血作用，因此與抗凝血劑warfarin、阿斯匹靈及非類固醇類消炎止痛藥服用應小心；同時若正在服用其它降膽固醇的藥物，服用前應先請教醫師。

雖然甘蔗原素可以有效控制膽固醇，但若想藉由啃甘蔗來獲取是沒有用的，因為甘蔗原素是由甘蔗表皮的白色臘質和甘蔗葉所粹取，而不是我們平常啃的甘蔗，所以透過補充劑，是攝取甘蔗原素的唯一辦法。

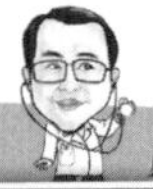

江醫師的保健處方箋

營養補充品	保健效果	建議劑量	注意事項
魚油	降低膽固醇、穩定心跳、使血管更有彈性等多元功能	以每顆魚油中的DHA加EPA含量為主；一般成人每日300～500毫克；心臟病患每日1公克	
CoQ10	改善心肌代謝，達到保護心臟功能	每日不超過30毫克，三餐飯後服用	有促進凝血的特性，與抗凝血劑warfarin會出現交互作用，避免同時使用
番茄紅素	降低血小板的活性，從而減少血栓	每日25～30毫克或2～3個大番茄	
甘蔗原素（policosanol）	降低膽固醇	每日5～10毫克，晚餐後服用	1. 懷孕婦女、12歲以下兒童不建議服用 2. 具有抗凝血作用，服用抗凝血劑warfarin、阿斯匹靈、非類固醇類消炎止痛藥與降膽固醇藥物者，應先請教醫師

國人最關心的健康問題

No 3

高血脂

有多嚴重 每5人就有1人高血脂

年近五十的趙先生，身材中等、沒有抽菸喝酒，平時也有打球、游泳等運動習慣，生活算是規律，除了有輕微血脂偏高的毛病外，大致上還算健康。某天外出拜訪客戶，胸部卻突然出現一股不明原因的悶痛，昏倒送醫後才發現是急性心肌梗塞，醫師推估發病原因與高膽固醇血症，也就是所謂的「高血脂」有關。

提到高血脂，很多人可能難以想像它竟會危及生命，但很多醫學研究報告已指出，高血脂與心臟疾病、腦血管疾病、高血壓、糖尿病等慢性疾病息息相關。讓人憂心的是，國人的高血脂比例年年攀升，據衛生署調查，近年來血脂異常人口已經竄升到二十%，也就是每五個人當中就有一人的血中總膽固醇高於二百四十 mg/dl（正常值應低於二百 mg/dl）。

由於高血脂沒有症狀，所以被醫師歸類為無聲的疾病，衛生署調查發現，有三至四成的國人，根本不知道自己有高血脂、高血糖、高血壓，多數人平日身體大都無異狀，但抽血檢查結果卻高的嚇人，這些和現代人的飲食生活習慣不當有很大的關係。

高血脂會引發心臟血管疾病與腦血管病變

和高血壓比起來，很多人可能會對高血脂感到陌生。究竟什麼是高血脂？簡單來說，血脂（台語叫做血油）就是血液中的脂肪，當中含有膽固醇、三酸甘油脂（又稱中性脂肪）、磷脂質以及游離脂肪酸；其中，膽固醇又分為總膽固醇、高密度脂蛋白膽固醇（ＨＬＤ，即好的膽固醇），及低密度脂蛋白膽固醇（ＬＤＬ，即壞的膽固醇）。當血清中的膽固醇長期過高，便會造成動脈硬化，引起血栓、血管內腔狹窄、彈性及張力減小，甚至造成血管阻塞，引發各種心臟血管疾病（如心絞痛、急性心肌梗塞、動脈瘤）以及腦血管病變（如腦出血、腦梗塞、腦栓塞）。

因此高血脂症與其說是病，不如說是致病因素，預防和保健就顯得更重要。

事實上，現代人血脂偏高的成因很多，除了遺傳，主要還是飲食攝取習慣的不正確，例如長期食用油炸、高鹽等高熱量食物。因此要解決血脂問題，首要嚴格控制飲食，盡量食用清淡、少油食物，少碰高膽固醇，以及有飽和脂肪酸、反式脂肪酸的食物，每天至少攝取八分蔬菜、水果，並養成運動習慣。

由於血脂不像血壓一樣可以天天測量，而且許多人是遺傳性易有高血脂的體質，所以一旦罹患高血脂，除了吃藥控制外，定期回門診檢查，抽血測量血脂值也相當重要。

高血脂的營養保健品

接下來是我找到可以有效降低血脂的營養保健品，提供給各位讀者參考。

紅麴 最佳的血管清道夫

近幾年來國內外已陸續發現紅麴有降低膽固醇，預防動脈硬化等效果，因而漸漸成為保健新寵兒。紅麴是由紅麴菌和糯米發酵而成的，發酵過程中會釋放Monakolin K成分，對體內膽固醇合成之關鍵酵素HMG CoA還原酶酵素具有抑制的作用，因此可調節體內膽固醇，同時降低會造成血管硬化及阻塞的壞膽固醇，並提升血管清道夫角色的好膽固醇。

美國食品藥物管制協會已於一九九八年五月證實，紅麴可有效降低血中總膽固醇及低密度脂蛋白膽固醇、三酸甘油脂，並具有提升高密度脂蛋白膽固醇，減少腦心血管疾病的功效。一九九九年美國加州大學洛杉磯分校針對一千多名高血脂患者進行研究，受試者連續八週服用零・八至二・四公克的紅麴膠囊，結果總膽固醇平均下降二十六至六十八 mg/dl，下降率達十一至三十三%。

可做為溫補用的紅麴，食用時倒沒特殊體質限制。不過由於紅麴發酵過程中可能伴隨黴菌毒素「麴霉素」（citrinin），會危害肝、腎，因此肝、腎功能不好以及孕婦、哺乳、兒童（值發育期）和曾經做過器官移植者要避免食用。另外，因紅麴素會延長凝血時間，所以使用抗凝血劑 warfarin 或降膽固醇藥 statin 的患者，服用前應先與醫師討論。我在這裡也要特別叮嚀讀者，購買紅麴保健品時，一定要確認不含麴霉素。

甘蔗原素 降低壞膽固醇的生成

甘蔗原素（policosanol）對高脂血症患者的主要作用，在於經由抑制 HMG

CoA 還原酶而達到降低膽固醇的合成。建議於晚餐後服用，每天五至十毫克即可達到效果。但是懷孕婦女及十二歲以下兒童不建議服用甘蔗原素，同時因為甘蔗原素具有抗凝血作用，因此與抗凝血劑、阿斯匹靈及非類固醇類消炎止痛藥服用應小心；同時若正在服用其他降膽固醇的藥物，服用前應先請教醫師。

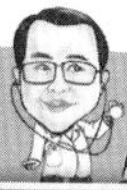

江醫師的保健處方箋

營養補充品	保健效果	建議劑量	注意事項
紅麴	可調節體內膽固醇的血管清道夫	每日 0.8 ～ 2.4 公克	1. 肝、腎功能不好及孕婦、哺乳、兒童和曾做過器官移植者要避免 2. 會延長凝血時間，抗凝血劑 warfarin 或降膽固醇藥 statin 使用者，服用前應先與醫師討論
甘蔗原素（policosanol）	降低壞膽固醇的生成	每日 5 ～ 10 毫克，晚餐後服用	1. 懷孕的婦女及 12 歲以下兒童不宜 2. 有抗凝血作用，與抗凝血劑 warfarin、阿斯匹靈及非類固醇類消炎止痛藥服用應小心

國人最關心的健康問題

No 4

糖尿病

有多嚴重 罹患人數年年攀升，併發症易致死

七十歲的陳奶奶反覆感染尿道炎，過去五年來有時會到藥房買消炎藥，症狀嚴重時就掛號求診，一年前因腎盂炎住院治療順便檢驗血糖值，陳奶奶才知道，原來困擾她多年的元凶竟然是糖尿病！四十歲的阿蘭從年輕就努力工作賺錢養家，也因早、晚都上班，直到眼睛突然看不清楚到醫院就診，才發現是因糖尿病造成視網膜病變，視力已嚴重受損，成為領有殘障手冊的視障人。其實，糖尿病因為是慢性病，所以容易被忽略，往往要等到併發其他問題影響生命時，才會被意識到，因此這個自一九八七年以來一直名列國人十大死因，且發生率年年上升的疾病，絕對不容忽視。

糖尿病無法根治，且併發症要人命

糖尿病屬於內分泌失調的疾病，主要是因體內胰島素分泌缺乏、不足或者作用不良，引起醣類、蛋白質和脂肪等營養素的代謝異常。由於部分患者體內過多的糖會隨尿液排出，出現糖尿現象，所以稱之為「糖尿病」。

世界衛生組織將糖尿病分為四種類型：第一型糖尿病（胰島素依賴型）、第二型糖尿病（非胰島素依賴型）、妊娠期糖尿病（Gestational Diabetes）和續發性糖尿病；不同類型的糖尿病，雖然致病原因不同，但症狀都是相似甚至相同的。

由於糖尿病會併發許多慢性合併症，如視網膜病變、神經病變、腎病變、心臟血管病變等，嚴重時甚至會導致死亡，且目前尚無法根治，是必須終生控制的慢性疾病，因此必須做好血糖控制，才可以延緩病程，並減少合併症的發生。

糖尿病的營養保健品

目前市面上有許多針對糖尿病患者設計的食品及營養品，這類型商品標榜可以「降血糖」或「增強體力」，讓患者趨之若鶩，但反而造成許多患者血糖控制不良。我認為對糖尿病患者來說，其實不需要特別補充糖尿病食品，只要做好日常的飲食控制，搭配些許營養保健品補充就足夠；其中經人體對照雙盲研究證實有效的營養補充品，有以下幾項：

鉻 促進胰島素發揮作用的必需成分

鉻（chromium）是人體必需的微量元素之一，與糖尿病的關係尤其密切。科學研究發現，鉻是胰島素發揮作用的一個必需輔助因子，一旦缺乏，會使胰島素的活性受到抑制，影響血糖濃度，長期下來便會發展成糖尿病。而血糖過高也會造成尿中鉻流失量增加，形成一個惡性循環（也就是鉻不足使血糖升高，血糖升高導致鉻流失，鉻不足就更嚴重）。正因為鉻與人體內胰島素的利用率有著密切的關係，也因此又被稱為葡萄糖耐受因子（GTF）。

通常在全穀類、黑胡椒、咖啡、茶、啤酒、菇菌類、肉類製品、啤酒酵母、黑糖等食物皆含有鉻，但如為糖尿病患者或其好發族群，則建議另外補充，因為一千毫克的啤酒酵母約只含一微克左右的鉻，要補充到足夠的量並不容易。

一般健康的人，每天約需要二十五至五十微克的鉻，而長期服用類固醇，以及長期服用乙型神經接受體阻斷劑的心血管疾病患者，建議每天提高至二百微克，以降低糖尿病的發生率。糖尿病患如合併服用可能提高鉻離子流失機會的藥物時，每日必須有更高的攝取量，約三百至四百微克。不過肝腎功能不佳的患者則應減半補充，嚴重腎衰竭患者在補充任何礦物質補充劑前，皆應與主治醫師商量。

CoQ10 血糖代謝的必需物質

CoQ10是血糖代謝的必需物質。研究發現，第二型糖尿病患者體內的CoQ10水準明顯低於正常人。根據二〇〇二年發表於歐洲臨床營養學雜誌《Eur J Clin Nutr》的雙盲對照研究，一組糖尿病患者每天服用二次一百毫克的CoQ10，另一組則服用安慰劑，十二週後發現，服用CoQ10的糖尿病患者，血糖已獲得有效的控制。因此建議可每天攝取，每日二次，每次一百毫克即可（註3-40）。

γ-亞麻酸 防止糖尿病對神經的損害

γ-亞麻酸（GLA）是一種必需脂肪酸，屬於Ω6脂肪酸家族。γ-亞麻酸富含於月見草油（Evening Primrose Oil）、琉璃苣油（Borage Oil）和黑醋栗油（Black Currant Oil）中。不僅許多動物研究發現，月見草油能防止糖尿病對神經的損害，且人體實驗也已證實成效。一項雙盲試驗對一百一十一位糖尿病人進行了為期一年的研究，發現服用月見草油後，周圍神經病變的症狀，如疼痛，麻木感以及神經損害皆獲得改善，尤其是血糖控制較好的病人，效果最為明顯。美國內科醫學會雜誌認為γ-亞麻酸沒有顯著的副作用，而目前有的藥物又沒有一個有效的，所以贊成使用γ-亞麻酸於糖尿病神經病變。

乙醯左旋肉鹼

有助神經元生長，改善周圍神經病變

乙醯左旋肉鹼（Acetyl-L-Carnitine, ALC）是左旋肉鹼（L-Carnitine）的一種天然形態，在細胞中可幫助脂肪酸進入粒線體，促進脂肪氧化，使脂肪燃燒提供身體更多能量；和左旋肉鹼不同的是，乙醯左旋肉鹼還可以穿過血腦障壁，提供腦細胞足夠能量、活化腦細胞的訊息傳導，因此許多臨床研究均發現，它可以預防並治療老年失智症，增進學習力與記憶力。同時乙醯左旋肉鹼對中樞神經和周圍神經元的生長、發育、正常狀態的維持、損傷後的保護和軸突的有效再生，也都有著重要作用。

一項由一千二百五十七位糖尿病周圍神經病變患者的兩項隨機對照雙盲試驗發現，乙醯左旋肉鹼可改善第二型糖尿病患者的周邊神經病變；研究人員讓患者分別服用乙醯左旋肉鹼五百毫克、一千毫克和安慰劑，五十二週後的結果顯示，服用乙醯左旋肉鹼（尤其是大劑量組）能改善感覺以及減輕疼痛程度，同時還能促進神經纖維的再生。

硫辛酸 改善心率變異數與神經病變

硫辛酸（Alpha Lipoic Acid, ALA）是一種天然抗氧化劑，對於治療糖尿病性周圍神經病變具有良好的效果。糖尿病患者罹患神經病變的風險很高，而神經病變最主要的表徵，就是心率變異數（Heart-rate Variability）的降低，補充硫辛酸可以預防並改善。

德國HeinrichHeine大學Ziegler等進行的一項隨機、雙盲、對照的多中心研究顯示，口服硫辛酸（ALA）可顯著改善糖尿病多神經病變患者的症狀。該研究共納入了一百八十一例糖尿病患者並將其隨機分成四組，分別給予口服硫辛酸一天六百毫克、一千二百毫克、一千八百毫克或安慰劑共五週，結果顯示服用硫辛酸的四組，其刺痛、燒灼痛、神經病變等症狀以及總體療效評價改善程度，均顯著優於安慰劑組。

另外，德國心臟自律神經病變（DEKAN）研究中心的研究人員，讓七十三名患有心臟自律神經病變的糖尿病患每天服用八百毫克的硫辛酸或安慰劑，持續四個月後發現，硫辛酸可改善病患的心率變異數。此外，有初步研究結果顯示，硫辛酸和γ-亞麻酸聯合使用，會對神經病變的治療更有效。在攝取劑量方面，每天補充六百至一千二百毫克，可延緩糖尿病神經病變的出現。

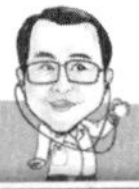

江醫師的保健處方箋

營養補充品	保健效果	建議劑量	注意事項
鉻（chromium）	胰島素發揮作用的必需成分	一般人每日 25 ～ 50 微克，糖尿病患約 300 ～ 400 微克	肝腎功能不佳者，服用前需請教醫師
CoQ10	血糖代謝的必需物質	每日 2 次，每次 100 毫克	
γ-亞麻酸（GLA）	防止糖尿病對神經的損害	每日 350 ～ 500 毫克	
乙醯左旋肉鹼（ALC）	有助神經元的生長，改善糖尿病神經病變	每日 500 ～ 1000 毫克	
硫辛酸（ALA）	改善糖尿病心率變異數與神經病變	每日 600 ～ 1200 毫克	

國人最關心的健康問題

No 5 高血壓

有多嚴重 每年新增9萬患者，國人隱形殺手

一名七旬的婆婆有多年高血壓病史，某日在家享用中餐時，突然感覺拿筷子的右手越來越重，講話變得口齒不清，雖有適度休息，但到了傍晚，竟然無法從床上起身，家人趕緊將婆婆送醫治療，診斷後發現老婆婆已經腦中風了。

以上這個病例是我在撰寫本書時所看到的新聞。高血壓控制非常容易被忽略，但沒有症狀的高血壓，就像「隱形殺手」，可以殺人於無形。根據統計，台灣每年至少新增九萬名高血壓病例，逾五成患者合併高血脂及高血糖；且在二〇一〇年十大死因統計中，高血壓已重回十大死因之列，年死亡人數突破四千人，同時好發族群還有年輕化的趨勢，嚴重性不可小覷。

高血壓易併發腦中風和心血管疾病

一般來說，高血壓初期並無明顯症狀，僅有暫時性頭暈、頭痛、沈重或頸部緊束感，因此大多數患者很容易忽視它的存在，通常要到出現併發症，如腦中風、心肌梗塞、心衰竭、腎衰竭或視網膜出血等，才真正意識到高血壓對健康的威脅。根據統計，從血壓一百一十五／七十五毫米汞柱開始，每增加二十／十毫米汞柱，心血管疾病的危險性就增加一倍；此外當血壓過高，腦組織的動脈血管承受不住而破裂，血液流入腦組織形成血塊、壓迫其他腦組織，造成我們常聽到的腦中風（又稱腦溢血或腦血管破裂），不僅會導致腦組織壞死及功能失調，嚴重者還會半身偏癱甚至死亡。

做好日常保健，預防高血壓上門

大家都知道「預防重於治療」是臨床醫學不變的法則，在高血壓的防治上也是如此。為了避免長期高血壓所造成的惡果，我建議四十歲以上的人都應該定期測量血壓，我還要特別提醒各位讀者，不是只有第一、二期高血壓的人要注意，當你的收縮壓介於一百二十至一百三十九毫米汞柱、舒張壓在八十至八十九毫米汞柱時，就是所謂的「高血壓前期」，是高血壓的高危險群，也應特別注意才行。

高血壓的營養保健品

近年來，較無副作用的保健食品逐漸受到高血壓患者重視，有些人希望以保健食品控制病情，有些人則是在經過一段時間西藥治療且血壓穩定後，考慮以保健食品替代藥物，也有些人希望在服藥外合併使用保健食品治療以提高療效；無論你屬於哪一種，以下的營養品成分都已經過人體實驗驗證，可以放心選用。

銀杏　活化血小板，避免血液凝結

德國研究發現，銀杏葉所萃取的黃酮體、雙黃酮體、銀杏內酯類化合物等物質，能活化血小板，避免血液凝結成塊，並使血管擴張，促進動脈、靜脈的血液流動，預防心血管疾病、腦血栓與中風。且黃酮體具有抗氧化的作用，可使身體免受自由基的干擾，提升血清總超氧化物歧化酶（T-SOD）的平均活性，並且釋放血管舒張因子、降低血液黏稠度，促使血壓恢復正常。

一般保養建議每天攝取一百毫克即可，不過高血壓患者應加強用量，但要注意銀杏與降血壓藥物可能有加成效果，因此服用前建議與醫師討論用量。

CoQ10 具降血壓效果

CoQ10也具降血壓作用。根據一九九九年歐洲臨床營養學雜誌《Eur J Clin Nutr》發表的一項為期八週的雙盲對照研究，發現每天一百二十毫克CoQ10，比起安慰劑組可以降低九％的血壓（等於一顆降血壓藥）；另一項於二〇〇一年《South Med》發表的雙盲對照研究，由八十三個收縮性高血壓個案所進行十二週雙盲安慰劑對照的研究，證實每天使用六十毫克CoQ10可以比安慰劑降低九％的血壓。還有二〇〇二年Hodgson等人，對七十四名糖尿病患所進行十二週雙盲安慰劑對照的研究，使用CoQ10每天二次、各一百毫克，比起安慰劑可以顯著的降低血壓。攝取劑量方面，建議每日二次，每次六十毫克。

紅麴 使血管擴張、降低血壓

根據研究顯示，紅麴代謝物中的γ-胺基丁酸（GABA），可促使血管擴張、血管壁排列整齊、血管彈性增加，因而達到降血壓的功能。一九九二年Tsuji等進行紅麴試驗，也確認紅麴具明顯降低血壓及抑制血壓上升功效。臨床顯示，高血壓患者每日攝取二十七公克的紅麴，可有明顯的降血壓效果。不過由於紅麴發酵過程中可能產生黴菌毒素「麴黴素」（citrinin），因此肝、腎功能不好以及孕婦、哺乳、兒童（值發育期）和曾做過器官移植者要避免食用。另外，因紅麴素會延長凝血時間，所以使用抗凝血劑 warfarin 或降膽固醇藥 statin 的患者，服用前應先與醫師討論。

大蒜 降低血壓及心臟病死亡率

二〇〇八年七月由澳大利亞阿德萊德大學（University of Adelaide）芮德博士（Karin Ried），針對一群高血壓患者給予每日六百至九百毫克不等的大蒜粉末，進行十二至二十三週後發現，受試者血壓越高，服用大蒜後降低幅度越大，平均可降低收縮壓八．四毫米汞柱，舒張壓七．三毫米汞柱。證明大蒜的效果類似於其他廣為使用的高血壓藥的療效，如乙型阻斷劑可降低收縮壓五毫米汞柱，以及ACE抑制劑平均可降低收縮壓八毫米汞柱，可以讓罹患心臟病並造成相關死亡案例的風險降低達兩成。

維生素 D 可降血壓和脈率

二〇〇九年九月密西根大學公共衛生學院（University of Michigan School of Public Health）研究人員葛里芬（Flojaune Griffin），自一九九二年開始檢視五百五十九位女性的資料，發現十五年後，維生素 D 攝取量低的女性更可能罹患高血壓。一九九八年 Krause 於醫學權威雜誌《Lancet》發表了一項研究，他替一群高血壓患者進行為期六週、每週三次的紫外線治療後，體內維生素 D 平均增加一百六十二%，同時血壓也隨之降低。一項二〇〇一年於《臨床內分泌學代謝期刊》（J Clin Endocrinol Metab）發表的研究也提到，連續八週、每日服用八百國際單位的維生素 D，可降低血壓和脈率。維生素 D 血漿濃度降低時，高血壓的發病率將會上升。該研究檢測血液中 25-OH Vit D 的濃度，以其濃度大於每毫升三十奈克時，高血壓發病的相對風險（RR）為一基準值，結果發現，當 25-OH Vit D 濃度小於每毫升十五奈克時，男性高血壓發病增加六．一三倍，而女性增加二．六七倍。

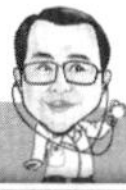

江醫師的保健處方箋

營養補充品	保健功效	建議劑量	注意事項
銀杏	活化血小板，避免血液凝結成塊	每日 100 毫克	1. 與降血壓藥物可能有加成效果 2. 具有活血作用，與抗凝血藥物或阿斯匹靈可能產生加成作用 3. 血小板功能異常、血癌患者、懷孕婦女也不宜服用
CoQ10	降血壓	每日 2 次，每次 100 毫克	
紅麴	使血管擴張、血管壁排列整齊、血管彈性增加，因而達到降血壓的功能。	高血壓患者每日 27 公克	會延長凝血時間，所以使用抗凝血劑或降膽固醇藥的患者，服用前應先與醫師討論
大蒜	降血壓	每日 600 ～ 900 毫克	使用抗凝血劑患者，服用前應先與醫師討論
維生素 D	降血壓	每日 800 國際單位	

國人最關心的健康問題

No 6

肥胖

有多嚴重 肥胖會引發多種慢性病、提高死亡率

現代人由於飲食習慣改變，普遍外食居多，高糖、高熱量的食物容易造成熱量累積，加上運動量不足，導致過重問題相當普遍。根據調查發現，十五歲以上的台灣男性，有五十一％有過重及肥胖的問題，女性則有三十七％。

身為醫師，我認為減重不但可以改善外觀，同時也能讓自己增加自信，更重要的是可以促進健康。近年來醫學研究已證明，「肥胖」會帶來許多併發的慢性疾病，如糖尿病、心臟病、高血壓、中風、關節炎、呼吸系統疾病及癌症等，而且體重越重者，慢性疾病發生率越高，死亡率也越高，因此醫學界已將肥胖視為健康的頭號殺手。

8成女性有隱藏性肥胖

值得注意的是，如果你覺得自己並不胖，所以不需要注意，那就更危險了。因為肥胖指的是一個人長時間熱量攝取與消耗不平衡，造成體內脂肪組織貯積過多，也就是體內脂肪超出正常量；換言之，體重過重未必代表肥胖，標準體重也未必就是真標準。

根據國內某健康管理中心分析二〇〇七至二〇〇九年共十六萬多人的健檢資料發現，除了體重過重外，國人普遍還存有隱藏性肥胖（即體脂肪率超過標準）的問題。尤其是女性，隱藏性肥胖率為七十九．四％，而男性的隱藏性肥胖率為二十．六％，意即女性的隱藏性肥胖率不僅是男性的四倍，而且每十位「體重標準」的女性，八個有「隱藏性肥胖」問題！

胖不胖？BMI＋WHR＋體脂肪檢測才客觀

想知道自己到底胖不胖，不能光看體重，因為每個人的身高不同，從體重並無法反應體內脂肪堆積的情形，因此建議以身體質量指數（Body Mass Index，BMI，見表三—二）、WHR腰圍比值，加上體脂肪率檢測（「人體脂肪」與「體

表 3-2　簡易判定肥胖表

性別	BMI	體脂肪	腰圍
男性	BMI ≧ 24 過重 BMI ≧ 27 肥胖	> 25%	> 90 公分
女性	BMI ≧ 24 過重 BMI ≧ 27 肥胖	> 30%	> 80 公分

兩步驟算出你的理想體重

步驟 1：計算 BMI

BMI = 體重 (kg) ／身高 ^{2} (m^2)

步驟 2：推算個人理想體重

男性：（身高 cm － 80）×70％ ＝標準體重

女性：（身高 cm － 70）×60％ ＝標準體重

標準體重正負 10% 為正常體重

標準體重正負 10%～ 20% 為體重過重或過輕

標準體重正負 20% 以上為肥胖或體重不足

重」的百分比），才能得出比較客觀的結果。

一般而言，對健康與長壽最有利的BMI理想值為二十二，上下十%內都符合理想範圍，男女皆相同，通常年輕者適用較低的BMI值，年長者適用較高的BMI值。腰圍的正常比值為，男性小於或等於一．零，女性小於或等於零．八；至於體脂率，成年男性約在十五至二十五%，成年女性約在二十至三十%，超過就達到醫學上所謂的「肥胖」。

【江醫師悄悄話】

為什麼少吃多運動還是胖？

如果你有規律運動，也以清淡飲食為主，並嚴格控制攝入的卡路里，但體重卻還是居高不下，這時可能的原因有以下幾點：

◎睡眠不足

身體需要充分的休息才能良好運作，若睡眠不足，身體會產生生理壓力並且自動儲存熱量或脂肪來因應，所以疲倦時，如不能充分休息，身體便會開始尋找食物。

◎壓力過大

壓力會刺激人體的求生反應，使身體開始儲存熱量、減緩新陳代謝、排出可體松、肥胖荷爾蒙萊普汀及其他化學物質，進而導致腹部區域的脂肪堆積。

◎藥物影響

憂鬱症、心因性偏頭痛、糖尿病、血壓偏高或偏低等處方藥物，以及類固醇、荷爾蒙替代處方、口服避孕藥，都容易導致體重增加。每一種藥物如何影響體重的機能各自不同，有些會讓你胃口大開，有些則會改變身體儲存脂肪的方式，有些則是調整胰島素的分泌量，而且各種藥物對每個個體的影響也大不相同。不過，如果是因為服用藥物才發胖，應尋求健康諮詢專家調整處方，千萬別擅自停止服藥，以免導致嚴重後果。

◎甲狀腺機能衰退

體內甲狀腺荷爾蒙分泌不足時，新陳代謝會減緩，變得胃口全無，但體重仍會持續增加，這時通常還會伴隨感覺疲乏、嗜睡、聲音嘶啞、不耐寒冷、睡不飽、頭痛、皮膚出現異常疙瘩等症狀出現。

◎女性更年期

雌激素有助於將脂肪儲存於下半身，少了雌激素的作用，女性的脂肪就如同男人一般堆積於腹部區域了；想改善更年期肥胖，惟有加速脂肪燃燒速率，增進新陳代謝循環率，因此少吃多動是不二法門。

控制體重的營養保健品

你是不是曾吃過很多號稱有減肥效果的營養補充品，但結果不是根本沒效就是效果有限？坦白說，真正經過人體對照雙盲研究證實可消除脂肪的營養補充品並不多，以下所列舉的才是能真正幫助你達到減肥、控制體重的保健品：

鉻 吃甜食的人可以嘗試

鉻是人體需要的微量元素，對胰島素運作有重要作用。人體攝取糖分和澱粉後，血糖會上升，這時胰臟會立刻分泌胰島素，將血糖帶到肝臟及肌肉細胞，並轉化成肝糖儲存。倘若肝臟及肌肉細胞對胰島素產生阻抗，導致胰島素無法順利將血糖送進肝臟及肌肉細胞內，血糖便會被胰島素帶到脂肪細胞變成脂肪儲存，長期下來便會導致肥胖。

肌肉細胞的表面有接受胰島素命令的構造，稱為胰島素接受器，需要鉻才能好好運作；充足的鉻會幫助你建立肌肉，同時透過甲狀腺系統幫助你燃燒更多脂肪。然而鉻很容易缺乏，即使是含鉻最豐富的食物（如啤酒酵母），每公克也只含二微克，加上劇烈運動與高糖、高澱粉飲食都會消耗大量的鉻，一旦體內鉻含量不足，不僅會影響胰島素運作，還會讓你想吃甜食，而吃了甜食又會造成鉻的缺乏與不足，讓你更想吃甜食，最後形成惡性循環。所以喜歡吃甜食的人，可能是因為缺鉻，這時只要補充鉻，數週後就會發現對甜食的渴望降低。

雖然目前醫界對鉻的研究主要集中在改善糖尿病病人的血糖控制上，但也有對減低體重和體脂百分比的相關研究，並已取得了一定的成功案例。二〇〇三年隨機對照研究，二百一十九人分別給予安慰劑，以及二百微克和四百微克的鉻，七十二天後服用鉻的人不僅體重減輕較多，且脂肪組織也明顯比安慰組減少的多，因此達到「減肥」效果（註 3-41、3-42）。

丙酮酸 加強新陳代謝、阻斷脂肪累積

丙酮酸（pyruvate）是一種天然化合物，攝取丙酮酸可加強新陳代謝，尤其是脂肪代謝。一項歷時六週的雙盲試驗，將五十一人分為三組：丙酮酸組（每天六公克）、安慰劑組、未治療組，所有人均參加同一項運動方案。六週後研究人員發現：丙酮酸組脂肪減少了二．六公斤，體脂含量下降二．六％，肌肉組織明顯增多（一．五公斤），而安慰劑組和未治療組沒有明顯變化。這結果也顯示，丙酮酸具有阻斷脂肪累積的效果（註 3-43）。

膳食纖維 增加飽足感

膳食纖維（fiber）對多種腸道功能十分重要，它能夠填充、使胃產生一種飽脹感，且熱量低（甚至沒有熱量），並可干擾脂肪吸收，有助於減低體重。一項

雙盲研究中，給予九十七名輕微過重的女性嚴格的低熱量飲食為期十一週，飲食中還包含了安慰劑或一種不可溶解纖維（每天三次，每次二．三公克），結果安慰劑組平均體重降低三．一公斤，而膳食纖維組不僅降低了近五公斤，且成員較少出現饑餓感，具有較好的減肥效果（註3-44）。

維生素C 減肥不可缺的瘦身激素

很多人都不知道維生素C也具有很好的減肥效果，因為維生素C能影響人體去甲腎上腺素的分泌，幫助調節情緒，所以又被稱為瘦身激素。去甲腎上腺素還能夠影響大腦對食慾的抑制，消除饑餓感，所以吃維生素C刺激去甲腎上腺素的分泌，是控制食慾的好方法。

此外，維生素C還能夠影響體內脂肪或者是類脂的代謝水平，有數據顯示，血液中維生素C含量越高，體內脂肪含量就越低，且經常補充維生素C還可以促進脂肪燃燒，同樣的運動量，常吃維生素C的人，燃燒的熱量可高出一般人約三十％。目前至少有兩個雙盲對照研究證實，補充適量維生素C，有助於降低體重（註3-45、3-46）。

【江醫師悄悄話】

經醫學研究顯示「無效」或「危險」的減肥成分

許多營養補充品標榜有減肥效果，但我一一搜尋醫學研究文獻後發現，這些成分不是沒有經過人體實驗，就是在人體上根本看不到效果，如左旋肉鹼、原花青素、肌醇、膽鹼、紫花苜蓿、螺旋藻、腎豆（又稱白腎豆）、卵磷脂、生物素、硫辛酸、洋蔥、苦瓜、蒜葡甘露聚醣等，由於這些成分相當普遍，因此我特地列舉出來給大家參考。

其中，我要提醒大家特別注意幾丁質（即甲殼素）和武靴葉。我在閱讀許多幾丁質的相關研究後發現，幾丁質的雙盲試驗結果分歧，且幾丁質不僅可能無效，還常含有砷，多吃反而可能有害；至於武靴葉，雖然有動物及人體非盲試驗證實其減肥效果，但過去曾發生引起急性毒性肝炎的案例，因此不建議擅自服用。

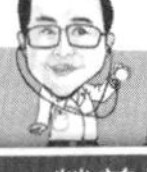

江醫師的保健處方箋

營養補充品	保健功效	建議劑量	注意事項
鉻（chromium）	降低對甜食的欲望	每日 200 ～ 400 微克	不要買到六價鉻
丙酮酸（pyruvate）	加強新陳代謝、阻斷脂肪累積	每日 6 公克	
膳食纖維（fiber）	可增加飽足感	每日 30 毫克	
維生素 C	可影響大腦對食慾的抑制，消除饑餓感	每日 500 毫克	腎臟病人不得超過 100 毫克

國人最關心的健康問題

No 7 黃斑部病變

有多嚴重 黃斑部病變，中老年人視力殺手

六十五歲的老吳，兩年前動過白內障手術，視力一直很穩定，直到最近左眼看浴室磁磚紋路出現扭曲變形，原以為太累或散光，但三個月後持續惡化，就診才發現是黃斑部病變；小俊年僅三十六歲，在學時即有高度近視，近來看東西時不僅覺得視野中心有些扭曲，而且還有霧霧的感覺，本以為是近視加深，結果重新配鏡還是沒有改善，就診後確定也是黃斑部病變。什麼是黃斑部病變？很多人可能覺得陌生，但它卻是醫學界及西方國家非常重視的眼部疾病。

一般來說，引發黃斑部病變的原因包括：老化、高度近視、遺傳、抽菸、高血壓、高血脂、糖尿病等，其中又以老化最多。研究顯示，黃斑部病變是西方國家六十歲以上老人失明的主因，也因此又被叫做「中老年人視力殺手」。

台灣黃斑部病變患者有年輕化趨勢

雖然老化是黃斑部病變的主要原因之一，但我必須提醒大家，黃斑部病變並非中老年人的專利。近年來越來越多的調查顯示，由於台灣高度近視人口比例偏高，加上不少人長時間在高度光照下工作，所以年輕人罹患黃斑部病變的比例越來越多，甚至有醫師推估，十年後罹患近視國人中，可能有三分之一會罹患黃斑部病變。

黃斑部病變是漸進性眼疾，無法治癒，但可藉由做好視力保健來控制病情和減輕惡化速度，以保持周圍視力。而視力保健的第一步，就是建立良好用眼習慣，據中華民國眼科醫學會資料顯示，一般民眾較常出現的**不良用眼習慣包括：「連續看電視、用電腦及近距離看書報超過二小時」、「每日在空調環境中，平均待超過八小時以上」，以及「每日配戴隱形眼鏡平均超過八小時」等，最好都要避免。**

以下提供五個簡單的視力保健方法，不只可以預防黃斑部病變，還可以預防白內障和青光眼：

一、出門時戴太陽眼鏡，並且避免直視含藍光、紫外線的鹵素燈光源。

二、減少攝取飽和脂肪酸和膽固醇。

三、戒菸。

四、限制飲酒。

五、每天至少攝取六毫克的葉黃素（食用營養補充品或多攝取綠色天然蔬果）。

六、多吃魚或魚油。

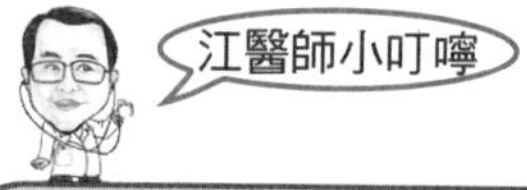

需注意視力的不當變化

一、以為眼前有飛蚊（現象），但中心部位的飛蚊面積持續擴大且感到嚴重。

二、看書報時經常需側著頭，或轉動眼珠才能看到，且看到的部分並不清楚。

三、視中心明顯出現大黑點，眨眼或轉動眼珠均無法除去。

四、小東西與文字越來越看不清楚，即使配鏡後也很難有效改善。

五、黃昏時感覺視線特別不好。

六、從戶外進入室內時，需要多一點的時間來適應光線變化。

七、往前夾菜時常有不準的情形、精細的家務工作（如穿針），也經常有對不準的情形而感到沮喪。

八、覺得家裡原有照明越來越暗，好像亮度不夠。

視力營養保健品

隨著現代人生活型態的改變，電腦、電視、手機、平板電腦等科技產品逐漸占據我們的生活，眼睛長時間承受螢幕光線刺激，加上生活壓力大，處於高濃度自由基環境，現代人的視力惡化問題日趨嚴重，不僅近視、散光等屈光問題加劇，眼球老化病變的年齡層更逐年下降，視力惡化已成為現代人健康的最大隱憂之一。這時除改變生活習慣外，我建議還需要適量攝取「養眼」的營養補充品，以我自己為例，我每天都會補充一顆葉黃素，以維持視力健康。

葉黃素&玉米黃素 強化黃斑部，減少自由基

葉黃素（lutein）不只與玉米黃素（zeaxanthin）大量存在黃斑部，而且也是唯一存在於水晶體的類胡蘿蔔素，具有遮蔽、吸收藍光與紫外線，增進眼睛抗氧化能力並減少自由基傷害的效果，可有效保護眼睛、減緩眼睛老化，對黃斑區退化和白內障等眼疾，有很好的預防效果。因此建議成人一天大約攝取六毫克的葉黃素（相當於一大碗的生菠菜或三分之一碗熟菠菜），最多則不要超過二十毫克，

於飯後一次服用；有菸癮（長期吸菸）的人不建議長期服用，而兒童、孕婦以及有肝腎功能障礙的患者，由於安全劑量未被確認，因此也不可以攝取太多。

β-胡蘿蔔素 抗氧化，並幫助視網膜將可見光轉成神經訊息

β-胡蘿蔔素（Beta Carotene）是一種強力的抗氧化劑，也是類胡蘿蔔素家族中的主導成員。類胡蘿蔔素約有六百種，β-胡蘿蔔素異於此家族其他成員之處在於它是維生素A的前身，意即只要人體需要，它就會轉變為維生素A，而維生素A則是幫助視網膜將可見光轉成神經訊息傳送到腦部，並預防乾眼症與夜盲症的重要營養素。

一般說來，胡蘿蔔、菠菜、南瓜、番薯、花椰菜、羅蔓生菜、芒果、哈密瓜等深綠色蔬菜和橙黃色的蔬果，皆含有豐富的β-胡蘿蔔素。除了市售只含β-胡蘿蔔素的營養補充品外，大多數的綜合維生素裡也都含有β-胡蘿蔔素。一般成人每天至少需要攝取六毫克的β-胡蘿蔔素；此外，雖說β-胡蘿蔔素是維生素A的前身，而維生素A每天攝取超過二萬五千國際單位（相當於六百二十五微克）就可能會中毒，但許多研究發現，β-胡蘿蔔素的攝取量即使高達五十毫克

也無不良後果，由此可推定，β-胡蘿蔔素並無攝取過量的風險。

蝦青素 降低自由基對眼睛的傷害

蝦青素（astaxanthin）是類胡蘿蔔素的一種，光看成分名稱可能會使人誤解，認為此成分應該取自鮭魚或蝦子等海產，但其實不然。蝦青素是萃取於深海中的海藻，這種海藻在生存環境不良時（如陽光太強或養分不足），就會製造大量蝦青素來保護自己，而吃了這些海藻的海洋生物如蝦子、鮭魚、龍蝦等，不僅因此變紅，也因此獲得抗氧化與抑制及清除自由基的能力，不僅可預防白內障及黃斑部退化，對於低血壓與膽固醇，以及預防心臟病、胃潰瘍及男性不孕症，皆有不錯的效果。

蝦青素廣泛存在於鮭魚、蝦、蟹、魚卵中，以及植物、葉、花和水果中。保健品每日攝取劑量為四至十六毫克，飯後服用吸收較佳。

魚油 構成神經細胞膜的重要成分

魚油所含的ＤＨＡ是構成神經細胞膜最重要成分，對視網膜感光細胞的光刺激傳導很重要，因此補充魚油可幫助視網膜及視覺神經細胞發展，降低陽光對視網膜細胞造成的傷害，並且預防黃斑部病變（詳見【Part2魚油的保健功效】第八二頁）。

在購買魚油時要注意Ω3多元不飽合脂肪酸的含量，以及EPA、DHA的比例，因為補充劑量主要得看魚油中EPA與DHA的含量，一般每天補充三百至五百毫克的DHA與EPA即可。

維生素C&維生素E 延緩眼睛老化

維生素C與維生素E都是很好的抗氧化劑，可減少自由基對眼睛的傷害，延緩老化作用；奇異果、柑橘類水果、芭樂、葡萄柚都是維生素C含量高的水果，而維生素E主要存在植物油中，例如葵花油、芥花油、紅花籽油。

鋅 降低黃斑部病變惡化

有研究發現，缺鋅與黃斑部病變有密切的關係，給予已罹患黃班部病變老人鋅加維生素C、E補充劑，能降低進一步惡化的風險。

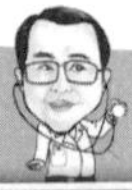

江醫師的保健處方箋

營養補充品	保健功效	建議劑量	注意事項
葉黃素＆玉米黃素（Lutein & Zeaxanthin）	強化黃斑部，減少自由基傷害眼睛	每日 6 ～ 20 毫克	1. 有菸癮的人不建議長期服用 2. 兒童、孕婦及肝腎功能障礙者，不可攝取太多
β - 胡蘿蔔素	抗氧化，並幫助視網膜將可見光轉成神經訊息	每日至少 6 毫克	
蝦青素（astaxanthin）	抗氧化，降低自由基對眼睛的傷害	每日 4 ～ 16 毫克	
魚油	構成神經細胞膜的重要成份	DHA 加 EPA 每日 300 ～ 500 毫克	
維生素 C & 維生素 E	抗氧化，降低自由基對眼睛的傷害	維生素 C 每日 500 ～ 1000 毫克；維生素 E 每日 400 國際單位	
鋅	降低黃斑部病變惡化	每日 10 ～ 15 毫克	

國人最關心的健康問題

No 8

退化性關節炎

有多嚴重 每年有3萬人需更換人工關節

或許你還年輕，對於退化性關節炎沒什麼感覺，可能會認為這不過是關節退化導致的筋骨痠痛，但你知道嗎？**台灣六十五歲以上人口中，每三人就有一人罹患退化性關節炎，而且每年約有三萬人必須更換人工關節**，影響人數之廣，遠超過你的想像！

退化性關節炎是全世界最常見的關節疾病，影響全世界十五%的人，主要的原因就是「老化」。據統計顯示，五十歲以上退化性關節炎的發生率二十至三十%、七十歲以上則增加至七十%；其次為「肥胖」，因為膝關節必須承受身體三至六倍重量，所以肥胖的人，平時給予關節的壓力較大，自然容易造成關節軟骨的磨損。但不要以為自己還年輕、也不肥胖，就可以掉以輕心，因為近年來退化性關節炎已有年輕化的趨勢，例如餐飲、百貨等服務業的服務人員，常常一站就是六、七小時，甚至一整天沒辦法坐下休息，長期下來便會導致退化性關節炎；此外，外傷、感染、反覆的職業傷害、曾有發炎性關節炎的病史、神經肌肉疾病以及代謝性疾病的人，也是退化性關節炎的高風險群。

預防退化性關節炎，20、30歲不嫌早

想預防退化性關節炎，千萬別等到出現問題才注意，必須從二、三十歲年輕時就開始保養。除了在飲食上補充足夠的營養素、延緩軟骨組織流失速度外，同時還要養成規律運動的習慣，加強肌力與骨骼支撐力。如果已經出現退化性關節炎症狀的人，則更該注意保養，光是看醫生吃藥而不保養，不只無法緩解關節的退化現象，還可能引發其他問題。像是日前便有新聞報導指出，許多罹患退化性關節炎的老人家，常吃關節止痛藥而吃出胃病，甚至產生胃潰瘍、胃出血等症狀，最後還會產生尿毒症。因此千萬不要依賴只能治標的止痛藥，而忽略了固本的飲食保養。

退化性關節炎的營養保健品

我們的關節關係著我們的活動，因此想要好好活動，就要好好保養我們的關節。一般來說，只要避免肥胖、養成規律運動習慣，並配合攝取正確的營養素，就能降低關節退化機會，讓你活動自如、健步如飛。

葡萄糖胺與軟骨素

關節軟骨組織和滑液的原料

葡萄糖胺與軟骨素是關節軟骨組織和關節滑液的原料之一，葡萄糖胺是人體可自然合成的物質，能刺激軟骨細胞產生膠原蛋白與蛋白多醣，幫助修復受損的軟骨組織，使軟骨吸收足夠的潤滑液，維持骨關節健康。而軟骨素則可提高軟骨細胞合成、抑制軟骨破壞酵素、促進關節滑液的流動和圍繞關節周圍的血液循環，達到補充關節軟骨組織結構的效果，有效紓解關節炎疼痛及發炎現象，並且延緩關節老化。比利時一項為期三年的大規模研究結果，發表在二〇〇一年的《刺胳針》（The Lancet）期刊，證實了每日服用一千五百毫克的維骨力，不僅有助於緩解膝蓋的退化性關節炎症狀，而且可以幫助修護軟骨組織，延緩膝關節間距變窄。

在二〇〇四年的《更年期》（Menopause）期刊，指出長期服用維骨力不僅可以延緩膝關節間距變窄，甚至可能加寬（平均零．零零三毫米）。二〇〇四年十月美國風濕學院（ACR）發表的最新研究報告也表示，持續服用葡萄糖胺硫酸鹽，可以緩解退化性膝關節炎的疼痛症狀，也可以改善骨關節的結構，預防人工膝關節置換的比率達七十三%

每日服用一千五百毫克的葡萄糖胺及一千二百毫克的軟骨素，連續一至二個月，就能有效改善疼痛、平滑軟骨表面、增加關節活動力、減少軟骨退化情形，且停止服用後效力可持續一至二個月。不過，提醒讀者在服用前應該先照X光檢查，經過醫師診斷確定是初期退化性關節炎再服用。

另外，有些葡萄糖胺的成分中含有鈉鹽或鉀鹽，對心臟或腎臟不好，應該避免過量攝取；而葡萄糖胺目前尚未進行致畸胎的臨床測試，所以懷孕期的婦女不要吃維骨力、阿鈣、速療骨、骨力等含葡萄糖胺的產品。

值得注意的是，雖然葡萄糖胺能修復受損的軟骨組織，但並不適用於所有的關節疾病，而且不具有幫助長高、存骨本和治療骨質疏鬆症的功效，購買時也要特別注意。

SAM-e 修護關節軟骨的重要元素

SAM-e為S-Adenosylmethionine的縮寫，中文名稱為「S-腺核甘甲硫胺酸」，它本來就是存在於人體組織及體液中的成分，人體內超過百個以上的生化生理反應，如體內酵素的利用、荷爾蒙的形成及運用、神經傳導物的合成、蛋白質及核苷酸的形成等，都需要SAM-e的存在才能進行。它同時也是維護關節軟骨的重要元素，醫學研究證實，SAM-e能夠促進關節結締組織，尤其是軟骨部分的修護，同時可以提高關節液中糖蛋白的濃度，改善退化性關節炎的症狀。

然而隨著年齡的增加，體內的SAM-e濃度也會慢慢降低，這時便必須設法補充。不過SAM-e並無法直接透過食物獲取，而必須經由天然食物（如蛋白質）或補充劑提供足夠的甲硫胺酸，再經人體轉化成SAM-e。

SAM-e在台灣的知名度不高，但其實是買得到的。有些人服用時會有腸胃不適的狀況，但基本上它並不傷胃。較值得注意的是它會降低巴金森氏症用藥levodopa的藥效，且與抗憂鬱藥合併使用會有毒性反應，因此服用這兩類藥物者不建議服用。至於在服用劑量上，用於改善退化性關節炎的標準劑量為每日一千二百毫克。

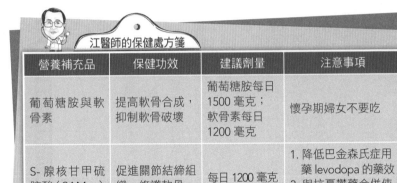

江醫師的保健處方箋

營養補充品	保健功效	建議劑量	注意事項
葡萄糖胺與軟骨素	提高軟骨合成，抑制軟骨破壞	葡萄糖胺每日 1500 毫克；軟骨素每日 1200 毫克	懷孕期婦女不要吃
S- 腺核甘甲硫胺酸（SAM-e）	促進關節結締組織，修護軟骨	每日 1200 毫克	1. 降低巴金森氏症用藥 levodopa 的藥效 2. 與抗憂鬱藥合併使用會有毒性反應

國人最關心的健康問題

No 9

骨質疏鬆症

有多嚴重

4位女性中就有1位罹患骨質疏鬆

四十七歲的方太太，這兩年備受更年期症候群困擾，常有心悸、熱潮紅、盜汗、煩躁易怒等現象，而腰痠背痛也比往常更為明顯且不舒服，一直到健診時才發現自己的骨骼已相當於六、七十歲的骨質。三十二歲的小可，受到現代人審美觀「瘦就是美」的影響，節食減肥多年，慢慢的月經量越來越少，並有停經數個月的記錄，直到公司集體健診才發現骨密度過低，已罹患骨質疏鬆症。

根據健保局保守估計，台灣地區停經後婦女的骨質疏鬆症發生率約為二十五％，換言之，每四位女性中就有一位罹患骨質疏鬆症；男性也無可倖免，至少每五位中就有一位會罹患骨質疏鬆。

很多人總認為自己還年輕，更年期問題和自己無關，但近來的實際檢測發現，罹患骨質疏鬆的年齡層已不斷突破「年齡」紀錄、有年輕化的現象，甚至還有「七年級」的年輕女性出現骨質流失（骨密度介於負一至負二・五）現象。

因骨折死亡比率與乳癌末期死亡率相當

骨質疏鬆症可分為原發性和繼發性。原發性又稱退化性骨質疏鬆症，病患大部分屬此類，主要因年齡增加導致，多見於中老年人；繼發性則是因為某些疾病、長期服用某種藥物或不良生活習慣而引起，例如減肥、缺乏運動、愛美不曬太陽等，多見於青壯年族群。

根據統計，台灣地區因骨質疏鬆症而發生骨折的機率，約為腦中風的二至四倍，而其中約有十至二十％的髖骨骨折病人在第一年會因此死亡，幾乎和乳癌末期的死亡率相當；此外，五十％因而無法獨立生活，二十至二十五％將無法獨立行動，可見骨質疏鬆需要付出的社會成本與醫療花費非常驚人。

補鈣、運動、曬太陽，預防骨質疏鬆症

既然骨質疏鬆不得不防，那麼要怎麼做呢？我的建議是：

一、**補充骨骼所需要的營養**：例如攝取足量的鈣質和各種維生素，必要時透過營養補充品補充。

二、**養成運動習慣**：正確而適度的運動，能使骨質增加，最好需要包含人體長骨的牽動、拉動、和某種程度的擠壓。例如行走、慢跑、騎單車、越野步行等；但不建議激烈的運動。美國研究報告顯示，婦女長期從事激烈運動，反而會導致骨質的流失。

三、**經常曬太陽**：人體日曬後所形成的維生素D，是協助鈣質吸收的重要元素。

四、**飲食忌口**：抽菸、喝酒、喝碳酸飲料等，都容易導致骨質疏鬆，盡量少碰。

骨質疏鬆症的營養保健品

不論導致骨質疏鬆症的原因是更年期、減肥還是缺乏日曬，真正的關鍵都是骨骼的鈣質流失所致，因此只要能提供骨骼需要的營養素，自然就可以「活得有骨氣」。

鈣 構成骨骼的主要成分

鈣是骨骼的主要成分之一，占骨骼重量四十%以上，一旦鈣質攝取不足，便容易導致骨質疏鬆或骨折等嚴重併發症。多樣研究證實，補充鈣後可降低骨質損失、有效預防骨質疏鬆症（詳見【Part2 鈣的保健功效】第九八頁）。

維生素D 幫助鈣有效被人體吸收

維生素D是骨骼代謝成長不可欠缺的維生素，能使鈣、磷被人體有效的吸收利用，讓骨骼更為強健。倘若沒有足夠的維生素D，再多鈣質也無法攝取，一樣會導致骨質疏鬆。

市售的維生素D可分成維生素D_2與維生素D_3兩種形式，一般說來**維生素D_3的效能是維生素D_2的三倍以上**，因此我建議，最好以維生素D_3為優先考量。至於劑量方面，成人每日二千國際單位至四千國際單位，妊娠及哺乳期婦女則每日至少四千國際單位。

魚油 減少刺激骨頭分解的PGE_2與LTB_4生成

停經後女性因缺乏女性荷爾蒙，容易導致骨質疏鬆，這時除了補充鈣質外，攝取足夠的魚油，也能減少刺激骨頭分解的PGE_2與LTB_4生成，有助預防骨質疏鬆。補充魚油時必須注意每顆魚油中EPA及DHA的含量，一般來說，成年人每天補充三百至五百毫克的DHA加EPA即可。

異黃酮素——幫助身體留住鈣質

植物性雌激素的異黃酮素，不僅可改善更年期障礙，還可協助身體留住鈣質，對骨質疏鬆也有幫助。流行病學研究指出，少喝牛奶卻常喝豆漿與吃豆製品的亞洲人，骨折的比率明顯低於白人；此外，更有研究顯示，更年期女性以大量異黃酮素治療二十四週後，脊椎骨密度增加了五．六％。

臨床研究認為，異黃酮素的最佳攝取量為每日五十至一百毫克，且由於異黃酮素的半衰期很短，數小時內便會被代謝分解，不會屯積體內也不會儲存在脂肪中，因此就算攝取過量也無需緊張。

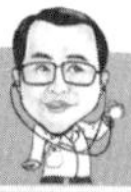

江醫師的保健處方箋

營養補充品	保健功效	建議劑量	注意事項
鈣	骨骼的主要成分	成人每日 1000 毫克	人體每次吸收鈣不會超過 500 毫克，所以必須分次補充
維生素 D	使鈣和磷有效地被人體吸收利用	成人每日 2000～4000 國際單位、妊娠及哺乳期婦女每日至少 4000 國際單位	
魚油	減少刺激骨頭分解的 PGE_2 與 LTB_4 生成	DHA 加 EPA 每日 300～500 毫克	
異黃酮素	協助身體留住鈣質	每日 50～100 毫克	

國人最關心的健康問題

No 10

女性更年期障礙

有多嚴重 女性更年期越來越早

楊阿姨從四十七歲那年開始，情緒就變得容易激動，時常對家人發脾氣，而且對丈夫的親密舉動也變得很不耐煩，全家人因此備受困擾。郭小姐才三十五歲就已經停經，且容易失眠、皮膚也變得乾燥，原本六十公斤的體重，一下子攀升到七十公斤，坐在家裡看電視，還突然莫名奇妙全身冒汗，讓她不禁擔心自己是否得了怪病。你或你的周遭是否也有類似症狀的人呢？如果有，那麼你或他們都有可能罹患了更年期障礙。

更年期，是每個人早晚都會遇到的問題，不過由於女性會出現明顯症狀，因此醫界會特別關切「女性更年期」。一般來說，女性更年期是卵巢功能隨年齡增加或因為疾病、化療等因素而逐漸退化，從具有生育能力進入到不能生育的過渡時期，這期間卵巢分泌的女性荷爾蒙會日漸減少，進而導致身體出現生理變化及不適症狀，這就是所謂的「更年期障礙」。對女性來說，最顯而易見的就是「月經沒來」，所以又常被稱作「停經症候群」。

事實上，現代女性所承受的壓力越來越大，因此上述的卵巢機能衰減現象不一定要到停經（約在四十八至五十二歲）後才出現，有不少年輕女性就像前面所提到的郭小姐一樣，更年期早早就報到（如早發性停經）。

更年期障礙，身心都受影響

更年期障礙的症狀（見圖三─二）大略可分成以下幾項，會在女性荷爾蒙減少的二至五年間逐漸出現：

圖 3-2　女性更年期障礙

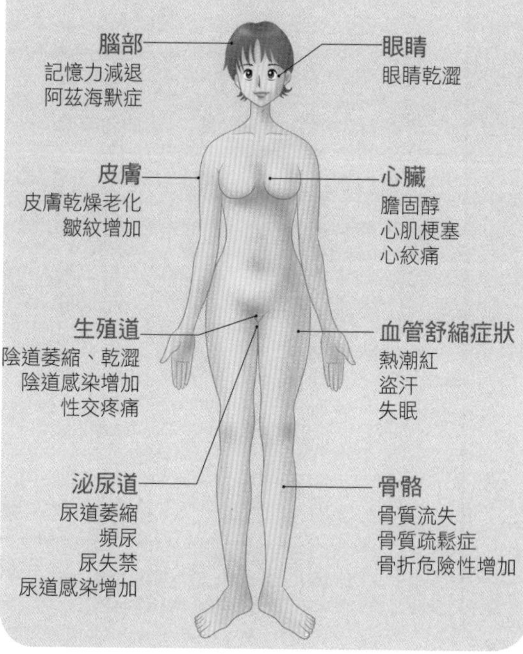

◎精神方面：出現失

眠、焦躁、憂鬱等情緒變化，這些症狀，很容易被誤認為「中年危機」或「空巢症」，嚴重時甚至會因為情緒無法控制，而有自殺傾向。

◎**神經血管控制失調**：最明顯的症狀是熱潮紅，身體感覺一股燥熱往臉部、頸部、胸部衝，幾秒鐘就消退，並伴隨心悸、盜汗，而且可能出現在睡覺時，嚴重影響生活品質。

◎**皮膚及陰道、尿道表皮萎縮**：皮下組織及水分減少，失去光澤；另外，陰道表皮萎縮引起退化性陰道炎，容易有陰道癢、刺痛、性交疼痛等現象，尿道表皮萎縮則可能引起無菌性尿道炎及頻尿、尿失禁等症狀。

◎**月經異常**：經期變得很不規則，月經量變成很多或很少，最後終於停經。

【江醫師悄悄話】

哪些人不適合傳統式的荷爾蒙療法？

一、有血液凝固障礙者：血友病患者、血小板不足患者。
二、急性深部靜脈血管栓塞及其他因栓塞引起疾病的患者。
三、罹患乳癌的高危險群。

四、肝臟疾病患者：肝炎、肝功能不正常。
五、曾發生子宮內膜異常現象者：如子宮內膜增生、子宮內膜癌。
六、卵巢癌高危險群。
七、曾有不明原因陰道出血者。
八、先天性血脂蛋白代謝異常者。

營養療法，安全又有效

傳統醫學界對「更年期障礙」的治療，採用的是化學合成雌激素及黃體素搭配的荷爾蒙補充療法（俗稱HRT），雖能有效改善大部分的更年期障礙，但卻易伴隨乳房脹痛、頭痛、血液凝結、腿部痙攣、噁心、嘔吐、膽結石、子宮纖維瘤和子宮內膜異位、陰道出血等副作用。美國國家官方健康研究院（NIH）及世界衛生組織（WHO）更在長期追蹤評估後，宣布傳統的荷爾蒙療法會提高子宮內膜癌與乳癌罹患率，加上許多人並不適合使用傳統的荷爾蒙療法（如表三—三），因此安全而有效的保健食品，可說是改善更年期障礙最好的辦法。

表 3-3 天然食物中所含的植物性荷爾蒙

類別	食物
異黃酮素（isoflavones）	豆類食物
木質素（lignans）	高濃度之油籽（如亞麻子）、低濃度之穀物（如燕麥、裸麥、小麥、大麥、米、糠）、水果（棗子、蘋果、梨、木瓜）和蔬菜（洋蔥）
擬雌烷（coumestan）	苜宿芽、紫花苜宿
二羥基苯甲酸內酯（Rcsorcylic Acid Lactones）	存在於發霉的穀物中（如鐮胞菌沾污的穀物），不存在正常食物中

女性更年期障礙的營養保健品

異黃酮素 植物性雌激素補充

異黃酮素（大豆異黃酮）是一種植物性雌激素，可改善婦女在更年期時，因卵巢功能逐漸退化，雌激素分泌不足所出現的不適症狀（詳見【Part2 改善女性更年期症狀】第一二六頁）；常存在黃豆、扁豆（四季豆）、花生、甜薯、胡蘿蔔、蒜、綠豆及紅苜宿類植物等食物中。

臨床研究認為，異黃酮素的最佳攝取量為每日五十至一百毫克，不過就算過量也沒關係，因為異黃酮素的半衰期很短，數小時內便會被代謝分解，不會屯積在體內，也不會儲存在脂肪中，所以就算攝取超量也無須緊張。

植物性荷爾蒙

多種自然雌激素選擇

植物性荷爾蒙（phytoestrogens）是植物中具微弱雌激素特性的非類固醇成分，它具有一個酚醛環（Phenolic Ring），在人體中能與β-雌激素接受器結合，因而影響含β-雌激素接受器分布較多的中樞神經系統、血管、膀胱、骨骼和皮膚，能改善停經後熱潮紅、心悸、記憶衰退、頻尿、骨質流失及陰道乾燥等症狀（註3-47、3-48）。不過卻少與α-雌激素接受器（在乳房和子宮中較多）結合（對β-雌激素接受器親和力為α-的七倍強），所以對乳房和子宮影響較小，可減少罹患乳癌及子宮內膜癌的疑慮。植物性荷爾蒙可算是選擇性雌激素接受體調節劑（Selective Estrogen Receptor Modulators, SERM）的一種，是很好的更年期保健營養品。

植物性荷爾蒙主要存在於穀類、豆類和青草等植物中，當歸、薑、甘草、蒲公英和茴香也含有植物性荷爾蒙，至於人參則雖不屬植物性荷爾蒙，卻一樣有雌激素作用。此外，植物性荷爾蒙可依有效成分分為：異黃酮素（isoflavones）、木質素（lignans）、擬雌烷（coumestan）和二羥基苯甲酸內酯（Rcsorcylic Acid Lactones），其中又以異黃酮素（即大豆異黃酮）和木質素研究最多，而且木質素除可緩解更年期障礙，對子宮平滑肌瘤的預防也具有相當的效果。

黑升麻萃取物

改善熱潮紅與停經憂鬱

黑升麻（Black Cohosh）是原產於美洲東北部的多年生野花，其主要活性成份是萜烯糖苷，經雙盲對照研究證實，黑升麻有助於控制熱潮紅、防止陰道壁變薄、改善停經憂鬱的效果（註3-49、3-50）。目前，黑升麻較明顯的副作用只有引起輕度腸胃不適，且即使服用超過建議劑量九十倍也不會有副作用。只不過要注意的是，黑升麻會降低化療藥物 cisplatin 的效果。

【江醫師悄悄話】

越補越大洞的營養補充品

小心！以下這些成分可能越吃越糟，不建議輕易嘗試。

◎大黃

二〇〇六年一項十二週、一百零九名更年期婦女進行的對照雙盲研究顯示，大黃具有緩解更年期障礙的效果，不過服用過量大黃是有毒的（該研究已去除毒素）（註3-51）。

◎雌三醇

雌三醇雖可緩解更年期障礙，但一九九九年知名醫學期刊《Lancet》研究顯示，雌三醇在使用上並不會比雌激素安全或降低致癌率（註3-52）。

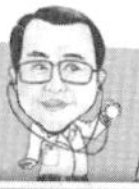

江醫師的保健處方箋

營養補充品	保健功效	建議劑量	注意事項
異黃酮素（Isoflavones）	植物性雌激素補充	每日 50 ～ 100 毫克	
木質素（lignans）	植物性雌激素補充	每日攝取亞麻子 5 ～ 38 公克	
黑升麻（Black Cohosh）	改善熱潮紅、停經憂鬱，防止陰道壁變薄	每日 2 次，每次 1 ～ 20 毫克黑升麻萃取物	會降低化療藥物 cisplatin 的效果

說明：亞麻子含豐富的木質素。

國人最關心的健康問題

No 11

男性性功能障礙

有多嚴重 每6個成年男性就有1人「不行」

在我列舉的「國人最關心健康問題」中，男性性功能障礙可說是私下進補、買藥比例最高，但真正求診人數卻相對很低的項目。其實，男性性功能障礙不只影響性生活，對健康的影響力也不容小覷（見圖三—三）。一九九七年英國研究九百一十八位、年齡在四十五至五十九歲的男性，發現男性在中年之後仍有適度性生活者壽命較長（註3-53），二〇〇七年台大研究團隊也發現，六十五歲以上有適度性生活的老人，不論男女皆較長壽，可見良好的性生活，對健康的確有正向作用（註3-54）。

然而，男性性功能障礙中，最常見又最令男性不安的以勃起功能障礙（Erectile dysfunction, ED）為最（見圖三—四）。

據二〇〇三年中華男性學醫學會的調查研究顯示，台灣四十歲以上男性，半數以上有勃起功能方面的困擾，且平均每六個成年男性就有一人「不行」，其中每週做愛超過一次以上者，只有三十四・三%。

二〇一〇年高雄醫學大學泌尿科，在為七百四十四位四十歲以上（平均年齡五十七・四歲）男性進行免費健康篩檢後也發現，十三・四%的男性於過去半年內沒有任何性生活，比例較西方國家明顯偏高。

由於男性傾向於低估或不承認自己不行或不舉，因此大多數有勃起障礙者，都未能好好就醫。事實上，只要對症下藥，勃起功能障礙是可藉由治療而得到改善的。

圖 3-3　勃起功能障礙的危險因子

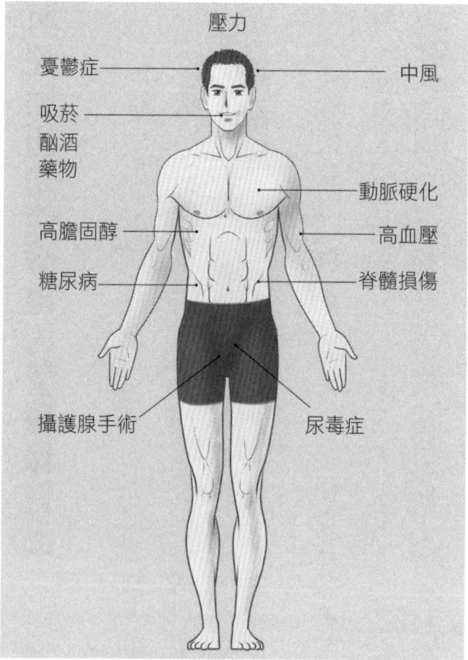

圖 3-4　40 至 70 歲男性性功能障礙比例圖

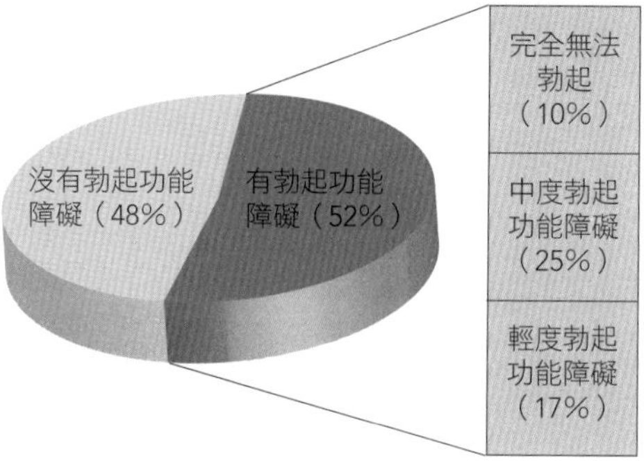

男性勃起功能障礙的營養保健品

提到勃起功能障礙，許多人一定會想到上市時引起不小話題的藍色小藥丸「威而鋼」，但其實很多營養保健品也同樣可以改善男性勃起功能障礙。

左旋精胺酸 作用方式類似威而鋼

左旋精胺酸（L-Arginine）為一種天然基礎胺基酸，參與許多重要的生化反應，影響正常生理作用。由於它可以由內在的瓜胺基酸（citrulline）代謝而來，對健康的成人而言屬於非必要性胺基酸，因此較少為人所知。

左旋精胺酸在臨床應用上可用於心絞痛、動脈硬化等多種疾病，同時也可用於改善男性勃起功能障礙（註 3-55），其作用機轉與威而鋼相近，都是藉由一氧化氮活化苷酸環化酶（Guanylate Cyclase）酵素，使環磷酸鳥苷（cGMP）含量上升，讓陰莖海綿體內的平滑肌擴張、血液流入，引起陰莖勃起。

一九九九年一分針對五十名男性的研究，每天服用五公克左旋精胺酸，六週後，服用左旋精胺酸的男性，比起沒有服用的男性，勃起時間及功能都明顯較佳；另一分針對四十五名男性的雙盲對照實驗發現，性交前一、二小時服用左旋精胺酸加育亨賓（一種治療陽痿的植物萃取物質）六公克，可明顯改善勃起功能，尤其是輕度勃起功能障礙者（註3-56）。

多數含蛋白質的食物都有左旋精胺酸，包括肉類、海鮮、乳製品、巧克力、堅果類等；不過，想從食物中攝取足量有益的左旋精胺酸並非簡單任務，想達到壯陽功效，純度和含量都很重要，建議搭配營養品使用才能完整獲取所需。

一般而言，口服左旋精胺酸是非常安全的。臨床報告的口服使用劑量從每天六．六至到九公克，就算長期服用也很少出現副作用，但癌症病患、懷孕婦女、哺乳婦女、嬰兒、敗血症休克者則應避免使用。目前市售的左旋精胺酸，多為加上維生素、抗氧化劑所組合而成的營養補充品，所以選購時應注意劑量，通常在改善男性勃起功能障礙上，建議每天至少服用五公克，並於餐前一小時服用，以免因食物中的胺基酸影響吸收。

左旋肉鹼 改善勃起功能障礙

左旋肉鹼（L-Carnitine）是一種人體可以自行製造的胺基酸，又稱為維生素Bt、卡尼丁，屬於水溶性維生素，由兩種重要基礎胺基酸——賴胺酸（lysine）和蛋胺酸（methionine）所組成。肉鹼是脂質和能量代謝時所需的成分，人體每個細胞都需要肉鹼來運送燃料以產生能量，一旦缺乏，細胞能量不足，人體的活動力就會跟著降低而顯得無精打采。

另外，肉鹼對提升男性「性能」也大有幫助。二〇〇四年義大利的卡瓦利尼（Cavallini G）於泌尿外科雜誌《Urology》發表一項對照雙盲隨機研究，由一百二十名平均六十六歲的男性，隨機給予左旋肉鹼（每天二公克）、睪酮（每天一百六十毫克）和安慰劑六個月，結果顯示，左旋肉鹼具有改善勃起功能障礙的效果；在卡瓦利尼的另一項雙盲研究中，將左旋肉鹼合併威而鋼一起使用，可改善因前列腺手術所造成的勃起功能障礙。

此營養品的安全有效劑量為每天二公克，一樣應於餐前一小時服用，以避免因食物中的胺基酸影響吸收。要注意的是，肉鹼分成左旋肉鹼（L-Carnitine）和右旋肉鹼（D-Carnitine）二種，**右旋肉鹼會對人體造成損害，然而市售的產品大多為左旋和右旋肉鹼的混合物，因此必須挑選經分離右旋肉鹼的產品，才能確保為高純度的左旋肉鹼**。

韓國紅參 壯陽功效獲證實

韓國紅參自古以來即被認為具有強身補氣的作用，事實上目前醫界對勃起功能障礙寥寥可數的另類醫療研究中，也確實有對照雙盲研究證實了它的壯陽效果（註3-57）。一項由Bumsik Hong等人的研究發現，韓國紅參能使病人IIEF（國際勃起功能指數）分數明顯增加，改善勃起硬度；另一分針對四十五名男性勃起功能的研究，研究人員將患者分成兩組，一組每天服用三次、每次九百毫克的韓國紅參，另一組則服用安慰劑，結果顯示服用韓國紅參組的男性，勃起功能有延長的趨勢（註3-58）。

由於紅參當中的有效成分尚無法完全確定，加上成分可能有交互作用，故建議最好直接服用紅參，其用量為每天三次、每次服用九百毫克。

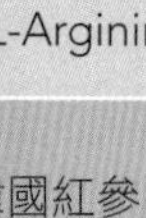

江醫師的保健處方箋

營養補充品	保健功效	建議劑量	注意事項
左旋精胺酸（L-Arginine）	讓陰莖海綿體的平滑肌迅速擴張	每日至少5公克	癌症病患、懷孕婦女、哺乳婦女、嬰兒及敗血症休克者應避免使用
韓國紅參	可延長勃起時間	每日三次，每次900毫克	
左旋肉鹼（L-Carnitine）	改善勃起功能障礙	每日2公克	

國人最關心的健康問題

No 12 阿茲海默症與帕金森氏症

有多嚴重 只會越來越糟的老化病

很多人常混淆「阿茲海默症」與「帕金森氏症」，因為這兩種病症都跟神經病變有關。阿茲海默症（Alzheimer's Disease）俗稱「老人癡呆症」，但它並非正常的老化現象，患者會漸漸喪失記憶並出現語言和情緒障礙，同時智力也會逐漸喪失，嚴重時生活事事需要他人協助，像是洗澡、吃東西、上廁所……等。阿茲海默症患者的症狀個別差異很大，但每一個患者的症狀都會持續惡化，目前仍是一種不可逆、尚無法治療的疾病。在美國，阿茲海默症高居成人死因第四位，每年有十萬人死於阿茲海默症。除了年齡是阿茲海默症的相關因素外，研究顯示，「遺傳」也扮演著重要角色。此外，因為女性壽命普遍較男性長，因此罹患阿茲海默症的女性也比男性多。

至於帕金森氏症（Parkinson's Disease）則是老年的神經退化疾病，平均發病年齡多在五十歲以上。主要的臨床症狀包括肢體僵硬、動作緩慢、顫抖及步伐不穩，病人自覺四肢僵硬沉重或痠痛無力，尤其下肢更有行動不便的感覺，因此走路時速度緩慢，身體常常向前傾，有時會有小碎步及向前衝的情形。此病目前雖然無法「痊癒」，但是透過適當的藥物治療，病況便得以控制，壽命也不會顯著縮短。

阿茲海默症與帕金森氏症的營養保健品

銀杏——能有效治療各種形式的老年癡呆

銀杏，是中國的古老藥材，存在地球至少約兩億七千萬年，故達爾文稱之為「活化石」。一九七〇年代初，銀杏傳入了歐洲，在德國、法國掀起了研究熱潮，目前德法兩國已將銀杏葉萃取物製成錠劑，或以靜脈注射的方式成為醫師的臨床處方藥，用來改善周邊血管疾病，例如間歇性跛足或腦血管血液循環障礙，包括注意力不集中、記憶力減退、無精打采、焦慮、暈眩、耳鳴、頭疼等症狀。

大量高品質的雙盲研究均顯示，銀杏能有效治療各種形式的老年癡呆（註 3-59～3-67）。例如二〇〇七年一項有四百位老年癡呆患者參與的研究，該研究分別給予患者八十毫克銀杏萃取液或安慰劑，每日三次，為期二十二週，結果顯示銀杏比安慰劑更能有效改善認知能力（註 3-68）。一九九七年美國紐約醫藥中心研究顯示，自銀杏葉中提煉的 Egb761 物質，可減緩老年癡呆症的惡化，並活化人體腦部功能，增強記憶力。實驗者分別用四十毫克、一百二十毫克與二百四十毫克的銀杏樹葉萃取物，再檢測其腦波反應，發現劑量越高的銀杏葉萃取物，所產生的認知能力、意識清晰程度愈明顯。此外，二〇〇六年一項追蹤二十二週的研究更發現，銀杏的效果不亞於阿茲海默症的治療藥物 donepezil（註 3-69）。

值得注意的是，市售銀杏產品普遍有產品含量不到標示值的問題，一九九九年美國消費者實驗室調查發現，四分之一的銀杏產品中，銀杏含量與標示值不符，二〇〇三年更暴增到七十五%，二〇〇七年雖有稍緩，但還是有四十一%的產品成分不足；其二為污染問題（註 3-70）。美國的銀杏產品曾檢驗出鉛污染，更令人憂心的是，銀杏為植物，種植時難免需使用農藥，但多數國家（包括美國）的銀杏產品皆沒有檢測農藥，也因此在選購銀杏產品時，需更加留意。**我的建議是，選**

擇經德國和歐洲聯盟檢測通過的產品，因為該地區對於銀杏成分的組成規定，比起其他地區嚴謹許多，也相對較有保障。

一般保養建議一天攝取一百毫克即可，若是本身有腦部方面的疾病則可加強用量，二百四十毫克內都屬安全劑量。

磷脂絲胺酸 促進腦細胞膜的修護

磷脂絲胺酸（phosphatidylserine）是一種腦細胞膜的重要成分（人腦中占有一〇%磷脂絲胺酸），能增加腦細胞膜的流動性及腦細胞葡萄糖的濃度、促進腦細胞膜的修護、促進神經傳導物質的傳遞、促進腦部乙醯膽鹼（Acetylcholine）的合成，因而提升學習力及記憶力。幾項累計涉及一千餘人的雙盲研究顯示：磷脂絲胺酸能有效治療阿茲海默症及其他形式的老年癡呆（註3-71）。其中，規模最大的一項研究共有四百九十四位參與者。每天分別給予參與者三百毫克磷脂絲胺酸或安慰劑，為期六個月，結果顯示，和安慰劑組相比，服用磷脂絲胺酸組患者在行為和智慧方面有顯著改善。

在用法用量方面，建議每日三次，每次一百毫克。此外，磷脂絲胺酸副作用少，大多只有輕度的腸胃不適，不過有輕度抗血凝功能，不建議與抗凝劑：warfarin（coumadin）、heparin、aspirin、pentoxifylline（trental）、clopidogrel（plavix）、ticlopidine（ticlid），或銀杏、大蒜一起服用。

CoQ10 保護神經細胞

CoQ10 有保護神經細胞的作用，可用來預防腦部神經病變、退化，並降低受傷腦部的自由基含量。人體臨床研究證實，CoQ10 對阿茲海默症、帕金森氏症、Friedreich 型共濟失調（FRDA）、亨丁頓舞蹈症（Huntington's Disease）及其他失智症皆可改善（註 3-72～3-77）；其中尤其以帕金森氏症的研究最多，二〇〇二年 Shults 發表於《Arch Neurol》的一項雙盲對照研究，八十位帕金森氏症病人分四組，分別服用安慰劑及三百毫克、六百毫克和一千二百毫克的 CoQ10，十六個月後發現，CoQ10 可以有效減緩疾病之進展，且劑量越高越明顯。而在 Ebaldi 等人的研究也發現，患者分組每天補充三百至一千二百毫克不等的 CoQ10，四週後即可見到顯著改善；而最新的臨床實驗指出，每日食用三百六十毫克 CoQ10 連續四週，可以顯著改善。

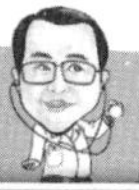

江醫師的保健處方箋

營養補充品	保健功效	建議劑量	注意事項
銀杏	活化人體腦部功能，增強記憶力	每日 100 毫克，可視需要增加，最多不可超過 240 毫克	1. 具有活血作用，與抗凝血藥物或阿斯匹靈可能產生加成作用 2. 血小板功能異常、血癌患者、懷孕婦女不宜服用
磷脂絲胺酸（phosphatidylserine）	是一種腦細胞膜的重要成分，促進腦細胞膜的修護	每日三次，每次 100 毫克	有輕度抗血凝功能，不建議與抗凝劑 warfarin(coumadin)、heparin、aspirin、pentoxifylline (trental)、clopidogrel (plavix)、ticlopidine (ticlid)，或銀杏、大蒜一起服用
CoQ10	可保護神經細胞、並降低受傷腦部的自由基含量	每日 360 毫克	

參考文獻

註 3-1. Sabichi AL et al, CCR. 2006.

註 3-2. Zhao R et al, Can Res. 2006.

註 3-3. Jacobs et al, JNCI. 2004.

註 3-4. Peters et al, CEBP. 2006.

註 3-5. Yu SY, Biol Trace Elem Res. 1997;56:117-124.

註 3-6. Lappe et al, Am J Clin Nutr 2007.

註 3-7. Blutt SE, Proc Soc Exp Biol Med. 1999;221:89-98.

註 3-8. Ekman P, Eur Urol. 1999;35:362-369.

註 3-9. Peehl DM, Eur Urol. 1999;35:392-394.

註 3-10. Hanchette CL, Cancer. 1992;70:2861-2869.

註 3-11. Moffatt KA Clin Cancer Res. 1999;5:695-703.

註 3-12. Gorham, Int J Epidemiol, 1990.

註 3-13. Lowe LC et al, Plasma 25-hydroxy vitamin D concentrations, vitamin D receptor genotype and breast cancer risk in a UK Caucasian population. Eur J Cancer. 2005;41:1164-9.

註 3-14. Tworoger SS, Lee IM, Buring JE, Rosner B, Hollis BW, Hankinson SE. Plasma 25-hydroxyvitamin D and 1,25-dihydroxyvitamin D and risk of incident ovarian cancer. Cancer Epidemiol Biomarkers Prev. 2007;16:783-8.

註 3-15. Garland CF et al, Lancet. 1989; 2:1176-8.

註 3-16. Braun MM, et al, Am J Epidemiol. 1995;142(6):608-11.

註 3-17. Tangrea J et al, Cancer Causes and Control. 1997;8(4):615-25.

註 3-18. Feskanich D et al, Cancer Epidemiol Biomarkers Prev. 2004;13(9):1502-8.

註 3-19. Wactawski-Wende J et al, New Engl J Med. 2006. 354:684-96.

註 3-20. Annual age-standardized incidence rate per 100,000 population, Colon Cancer, 2002.

註 3-21. cancer prevention: A Quantitative Meta Analysis. Am J Prev Med March 2007; 32:210-6.

註 3-22. Gorham ED et al, Optimal vitamin D status for colorectal cancer prevention: A Quantitative Meta Analysis. Am J Prev Med March 2007; 32:210-6.

註 3-23. Esteve J, Cancer Causes Control. 1996;7:240-252.

註 3-24. Cohen M, J Am Coll Nutr. 1995;14:565-578.
註 3-25. Shibata A, Br J Cancer. 1992;66:673-679.
註 3-26. Duncan AM, J Clin Endocrinol Metab. 1999;84:3479-3484.
註 3-27. Block G, Am J Clin Nutr. 1991;54(suppl 6):1310S-1314S.
註 3-28. Khaw KT, Relation between plasma ascorbic acid and mortality in men and women in EPIC-Norfolk prospective study: a prospective population study. Lancet. 2001;357:657-663.
註 3-29. Larsson. 2005.
註 3-30. Giovannucci. 1998.
註 3-31. Hunter. 1993.
註 3-32. Jian L et al, Int J Cancer. 2004;108: 130-5.
註 3-33. Ji BT, Int J Cancer. 1997;70:255-258.
註 3-34. Galeone C, American Journal of Clinical Nutrition. 2006 Nov; 84(5):1027-32.
註 3-35. Franceschi S Int J Cancer. 1994;59:181-184.
註 3-36. Cancer Epidemiol Biomarkers Prev. 2001;10,861.
註 3-37. Mathew B, Nutrition & Cancer. 1995;24(2):197-202.
註 3-38. Hertz N, Journal of International Medical Research. 2009;37(6):1961-71.
註 3-39. Poggesi L, Current Therapeutic Research 1991;49:878-86.
註 3-40. Hodgson JM, Eur J Clin Nutr. 2002;56:1137-1142.
註 3-41. Kaats GR, Curr Ther Res. 1996;57:747-765.
註 3-42. Pittler MH, Meta-analysis of randomized trials. Int J Obes Relat Metab Disord. 2003;27:522-529.
註 3-43. Kalman D, Curr Ther Res.1998;59:793-802.
註 3-44. Ryttig KR, Int J Obes. 1989;13:165-171.
註 3-45. Naylor GJ, IRCS J Med Sci. 1982;10:25-28.
註 3-46. Naylor GJ, Nutr Health. 1985;4:25-28.
註 3-47. Albertazzi(1998), washburn (1999), Upmalis(2002), Han(2002) .
註 3-48. Agnusdei(1997), Potter(1998), Adami(1997), Gennari(1998), Alekel(2000), HalPIler(2000).
註 3-49. Osmers R Obstet Gynecol. 2005;105:1074-83.
註 3-50. Oktem M, Adv Ther. 2007;24:448-461.
註 3-51. Heger M, Menopause. 2006 Aug 4.

註 3-52. Weiderpass E Lancet.1999;353:1824-1828.
註 3-53. BMJ.1997 December;315:641-644.
註 3-54. International Journal of Epidemiology 2007;36:1136-112.
註 3-55. Ledda A, BJU Int. 2010.
註 3-56. Chen J, BJU Int. 1999;83:269-273.
註 3-57. Choi HK, Int. J Impotence Res. 1995.
註 3-58. Hong B, J Urol. 2002.
註 3-59. Kanowski S,Pharmacopsychiatry. 1996;29:47-56.
註 3-60. 2.Kleijnen J, Lancet. 1992;340:1136-1139.
註 3-61. 3. Hofferberth B, Hum Psychopharmacol. 1994;9:215-222.
註 3-62. 4. Le Bars PL JAMA. 1997;278:1327-1332.
註 3-63. 5. Kanowski S Pharmacopsychiatry. 2003;36:297-303.
註 3-64. 6. Nathan PJ Hum Psychopharmacol. 2004;19:91-96.
註 3-65. 7. Weinmann S, BMC Geriatr. 2010.
註 3-66. 8. Brautigam MR, Phytomedicine. 1998;5:425-434.
註 3-67. 9. Mix JA, J Altern Complement Med. 2000;6:219-229.
註 3-68. Scripnikov A, Effects of Ginkgo biloba extract EGb 761® on neuropsychiatric symptoms of dementia: findings from a RCT. Wien Med Wochenschr. 2007;157:295-300.
註 3-69. Mazza M, Ginkgo biloba and donepezil : a comparison in the treatment of Alzheimer's dementia in a RCT. Eur J Neurol. 2006;13:981-985.
註 3-70. ConsumerLab July. 10, 2006.
註 3-71. Cenacchi T, Aging(Milano). 1993.
註 3-72. Andrich J et al, J Neural Transm Suppl. 2004;(68):111-6.
註 3-73. 2 Beal MF, Shults CW. Biofactors. 2003;18(1-4):153-61.
註 3-74. 3 Shults CW, Curr Med Chem. 2003 Oct;10(19):1917-21.
註 3-75. 4 Koroshetz WJ, Jenkins BG, Rosen BR, Beal MF. Ann Neurol. 1997 Feb;41(2):160-5.
註 3-76. 5 Shults CW et al, Arch Neurol. 2002 Oct;59(10):1541-50.
註 3-77. 6 Shults CW et al, Exp Neurol. 2004 Aug;188(2):491-4.

吃對保健食品！

江守山醫師教你聰明吃出真健康

作　　者：江守山
特約編輯：黃麗煌、凱特
內頁插畫：陳志偉、劉素臻
美術設計：龔游琳

責任編輯：何　喬
社　　長：洪美華

出　　版：新自然主義
　　　　　幸福綠光股份有限公司
地　　址：台北市杭州南路一段 63 號 9 樓之 1
電　　話：(02)23925338
傳　　真：(02)23925380
網　　址：www.thirdnature.com.tw
E-mail：reader@thirdnature.com.tw
印　　製：中原造像股份有限公司
初　　版：2012 年 3 月
初版44刷：2024 年 3 月
郵撥帳號：50130123 幸福綠光股份有限公司
定　　價：新台幣 320 元（平裝）

ISBN 978-957-696-696-718-4

總經銷：聯合發行股份有限公司
新北市新店區寶橋路 235 巷 6 弄 6 號 2 樓
電話：(02)29178022 傳真：(02)29156275

國家圖書館出版品預行編目資料

吃對保健食品！ / 江守山 著.　-- 初版. –
臺北市 : 新自然主義 , 幸福綠光 , 2012.09
面； 公分
ISBN 978-957-696-718-4（平裝）
1. 健康食品
411.373　　　　　101016094

新自然主義 讀者回函卡

書籍名稱：《吃對保健食品！》

■ 請填寫後寄回，即刻成為新自然主義書友俱樂部會員，獨享很大很大的會員特價優惠（請看背面說明，歡迎推薦好友入會）

★ 如果您已經是會員，也請勾選填寫以下幾欄，以便內部改善參考，對您提供更貼心的服務

● 購書資訊來源：□逛書店 □報紙雜誌廣播 □親友介紹 □簡訊通知 □新自然主義書友 □相關網站

● 如何買到本書：□實體書店 □網路書店 □劃撥 □參與活動時 □其他

● 給本書作者或出版社的話：

■ 填寫後，請選擇最方便的方式寄回：

（1）傳真：02-23925380　（2）影印或剪下投入郵筒（免貼郵票）

（3）E-mail：reader@thirdnature.com.tw　（4）撥打02-23925338分機16，專人代填

姓名：＿＿＿＿＿＿　性別：□女 □男　生日：＿＿年＿＿月＿＿日

★ 我同意會員資料使用於出版品特惠，及活動通知

手機：＿＿＿＿＿＿　電話（白天）：（　　）＿＿＿＿＿＿

傳真：（　　）＿＿＿＿＿＿　E-mail：＿＿＿＿＿＿

聯絡地址：□□□□□ ＿＿＿＿縣（市）＿＿＿＿鄉鎮區（市）

＿＿＿＿路（街）＿＿段＿＿巷＿＿弄＿＿號＿＿樓之＿＿

年齡：□16歲以下 □17-28歲 □29-39歲 □40-49歲 □50~59歲 □60歲以上

學歷：□國中及以下 □高中職 □大學/大專 □碩士 □博士

職業：□學生 □軍公教 □服務業 □製造業 □金融業 □資訊業 □傳播 □農漁牧 □家管 □自由業 □退休 □其他

地址：100 台北市杭州南路一段63號9樓

電話：(02)2392-5338　傳真：(02)2392-5380

出版：新自然主義・幸福綠光

劃撥帳號：50130123　戶名：幸福綠光股份有限公司